# 爱心帖

## 专家提示

预防乙肝应采取以疫苗接种和切断传播途径为重点的综合性措施

* 乙肝疫苗的应用：我国已将乙肝疫苗接种纳入计划免疫，此外，下列人群亦宜接种乙肝疫苗：

（1）HBsAg阳性，特别是HBeAg同时阳性母亲所生的新生儿；

（2）乙肝高发区3岁以下幼儿；

（3）医务人员及接触血液的人员；

（4）多次接受输血及血制品的患者；

（5）HBsAg阳性者家庭成员，尤其是配偶。

* 切断传播途径重点在于防止通过血液和体液传播。措施为：

（1）预防接种或注射药物要一人一针一筒，使用一次性注射器；

（2）严格筛选和管理供血员，采用敏感的检测方法；

（3）严格掌握输血和血制品。

《专家诊治乙型肝炎》

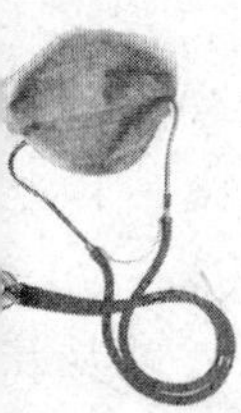

挂号费丛书 **升级版**

| 姓名 | | 性别 | | 年龄 | | 就诊卡号 | |
|---|---|---|---|---|---|---|---|

# 专家诊治
# 乙型肝炎

| 科别 | 传染科 | 日期 | | 费别 | |
|---|---|---|---|---|---|

主　编　汪余勤　范建高

升级版
附爱心帖

| 药价 | |
|---|---|

上海科学技术文献出版社

图书在版编目（CIP）数据

专家诊治乙型肝炎 / 汪余勤等主编 . —上海：上海科学技术文献出版社，2012.3
ISBN 978-7-5439-5132-7

Ⅰ . ①专… Ⅱ . ①汪… Ⅲ . ①乙型肝炎—诊疗 Ⅳ . ① R512.6

中国版本图书馆 CIP 数据核字（2011）256302 号

责任编辑：何　蓉
美术编辑：徐　利

专家诊治乙型肝炎
汪余勤　范建高　主编
*
上海科学技术文献出版社出版发行
（上海市长乐路 746 号　邮政编码 200040）
全 国 新 华 书 店 经 销
昆山市亭林彩印厂有限公司印刷
*
开本 850 × 1168　1/32　印张 5.125　字数 114 000
2012 年 3 月第 1 版　2016 年 7 月第 4 次印刷
ISBN 978 - 7 - 5439 - 5132 - 7
定 价：15.00 元
http://www.sstlp.com

# 总序

随着人们物质文化生活水平的提高，一旦生了病，就不再满足于“看病拿药”了。病人希望了解自己的病是怎么得的？怎么诊断？怎么治疗？怎么预防？当然这也和疾病谱的变化有关。过去，患了大叶性肺炎，打几针青霉素，病就好了。患了夜盲症，吃些鱼肝油丸，也就没事了。至于怎么诊断、治疗，怎么预防，人们并不十分关心。因为病好了，没事了，事过境迁，还管它干嘛呢？可是现代的病不同了，许多的病需要长期治疗，有的甚至需要终生治疗。许多病不只需要打针服药，还需饮食治疗、心理调适。这样，人们自然就需要了解这些疾病的相关知识了。

到哪里去了解？当然应该问医生。可是医生太忙，有时一个上午要看四五十位病人，每看一位病人也就那么五六分钟，哪有时间去和病人充分交谈。病人有困惑而不解，自然对医疗服务不满意，甚至对医嘱的顺从性就差，事实上便影响了疗效。

病人及其家属有了解疾病如何防治的需求，而门诊的医生爱莫能助。这个矛盾如何解决？于是提倡普及医学科学知识，报刊、杂志、广播、电视都常有些介绍，对一般群众增加些防病、治病的知识，当然甚好，但对于患了某病的病人或病人的家属而言，就显得不够了，因为他们有很多很多的问题要问。把与某一疾病相关的知识汇集成册，是一个

# 总序

好主意，病人或家属一册在手，犹如请来了一位家庭医生，随时可以请教。

上海科学技术文献出版社有鉴于此，新出一套“挂号费丛书”。每册之售价约为市级医院普通门诊之挂号费，故以名之。“挂号费丛书”尽选常见病、多发病，聘请相关专家编写该病的来龙去脉、诊断、治疗、护理、预防……凡病人或家属可能之疑问，悉数详尽解述。每册10余万字，包括数百条目，或以问诊方式，一问一答，十分明确；或分章节段落，一事一叙一目了然。而且作者皆是各科专家，病人或家属所需了解之事他们自然十分清楚，所以选题撰稿，必定切合需要。而出版社方面则亦在字体、版式上努力，使之更能适应各阶层、各年龄之读者需要。

所谓珠联璧合，从内容到形式，“挂号费丛书”确有独到之处。我相信病人或家属读了必能释疑解惑，健康的人读了也必有助于防病强身。故在丛书即将出版之时，缀数语于卷首，或谓之序，其实即是叙述我对此丛书之认识，供读者参考而已。不过相信诸位读后，必谓我之所言不谬。

复旦大学附属中山医院内科学教授

上海市科普作家协会理事长

杨秉辉

# 目录

目录

## 诊断乙型肝炎需要做的一些检查

# 目录



## 乙型肝炎的中西医治疗方法

目录

## 乙型肝炎患者的生活保健

## 乙型肝炎的预防保健

目录

**挂号费丛书·升级版总书目**

# 患了乙型肝炎 可能会有的 一些表现

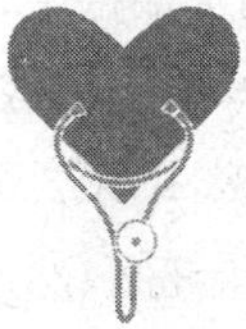

姓名 Name ______ 性别 Sex ____ 年龄 Age

住址 Address ______

电话 Tel ______

住院号 Hospitalization Number ______

X 光号 X-ray Number

CT 或 MRI 号 CT or MRI Number ______

药物过敏史 History of Drug Allergy ______

# 乏力、黄疸、恶心

## 肝病早期有哪些前兆症状

肝病早期属于隐匿性疾病，可能会悄无声息，等到发现时已到晚期了，治疗已经相当棘手。如平时曾有过类似“感冒”的症状，或突然出现神疲乏力、精神倦怠、两膝酸软、食欲不振、厌油腻、恶心、呕吐、腹胀、腹泻或便秘等消化道症状，严重者口中常有一种类似烂苹果的肝臭味，或无明显诱因而突然感到右季肋部有隐痛、胀痛、刺痛或灼热感，或出现巩膜、皮肤、小便发黄，甚或小便呈浓茶色，夜间出现暗适应能力下降或夜盲现象。当出现上述症状时，应立即去医院门诊进一步检查。



## 急性乙型肝炎有什么临床症状

乙型肝炎的潜伏期较长，为 45～160 天，平均 60～90 天。急性乙肝有黄疸型和无黄疸型两种，这两种急性乙肝的症状也不相同。

(1) 黄疸型：临床可分为黄疸前期、黄疸期与恢复期，整个病程 2～4 个月。多数患者在黄疸前期具有胃肠道症状，如厌油腻、食欲减退、恶心、呕吐、腹胀、乏力等；黄疸期患者自觉症状可略有好转，但由于血清胆红素浓度增高，使皮肤、黏膜、眼睛巩膜及尿液等被染成黄色所致黄疸出现，肝脏可肿大，有充实感，伴有压痛、叩击痛，部分病例伴有脾脏肿大；恢复期黄疸消退，症状减轻直至消失。

(2) 无黄疸型：临床症状轻或无症状，大多数在体检或检查其他病时发现，有单项丙氨酸氨基转移酶(ALT)升高，易转为慢性。

急性乙肝患者只要及时得到早期诊断，采取适当的休息、营养和一般治疗，大多数患者可在 3~6 个月内自愈，并终生具有免疫力。

## 慢性乙肝症状有什么临床表现

乙肝病程超过 6 个月就演化为慢性乙肝，慢性乙肝早期难以通过临床表现发现，可以没有任何症状，直到病情发展到一定程度导致肝功能有明显的损伤，或出现并发症时才出现一系列症状。慢性乙肝的症状轻重与病情的轻重有一定关系，但并不完全平行，这是由于每个人的身体条件不同，以及生活环境和习惯不同所致。

慢性乙肝分为慢性迁延性肝炎和慢性活动性肝炎两种。

(1) 慢性迁延性肝炎：临床症状轻，无黄疸或轻度黄疸、肝脏轻度肿大，脾脏一般触不到。肝功能损害轻，多数表现为单项丙氨酸氨基转移酶(ALT)波动、血浆蛋白无明显异常，一般无肝外表现。

(2) 慢性活动性肝炎：病程超过半年，可出现肝病面容，表现为面色黯黑、黄褐无华、粗糙、唇色暗紫等，还可引起颜面毛细血管扩张，有蜘蛛痣及肝掌，有些患者可有脾肿大，厌食、恶心、腹胀等消化道症状及乏力、精神萎靡、失眠、肝区痛等神经症状明显，肝功能损害显著，ALT 持续或反复升高，麝香草酚浊度明显异常，血浆球蛋白升高，白蛋白/

球蛋白(A/G)比例降低或倒置。另有部分患者有肝外表现，如关节炎、肾炎、干燥综合征及结节性动脉炎等，自身抗体检测如抗核抗体、抗平滑肌抗体及抗线粒体抗体可呈阳性。

## 重症肝炎有什么临床症状

重症肝炎又称为暴发型肝炎、坏死型肝炎或急性黄色肝萎缩，其发病率约占乙型肝炎的 1%，以青壮年居多，但临床病死率极高，达 70%～90%。本病与一般急性黄疸型肝炎的区别是：起病急骤，消化道症状较重，黄疸迅速加深，伴有神经系统症状，肝功能损害严重，凝血时间延长和代谢紊乱等。临床表现特点：

(1) 起病急骤，病情日益加重，黄疸出现后一般症状不见减轻，食欲不振、恶心和腹胀加重，常伴有发热、频繁呕吐及呃逆现象。

(2) 黄疸迅速加深：每天血清胆红素上升＞17.1 μmol/L，短时间内出现明显的皮肤、巩膜黄染，有浓茶样的尿色改变。个别患者因起病过于急骤，在黄疸未出现前即可死亡。

(3) 腹腔积液及出血：顽固性腹胀往往是出现腹腔积液的先兆，腹腔积液的出现与黄疸高峰期接近。患者伴有不同程度的出血，出血可发生在不同部位，如皮下出血、注射部位的淤血斑、鼻出血、齿龈出血及月经不止等。严重时，可出现呕血、便血或形成腹腔积液。出血的原因是肝脏功能衰竭、合成蛋白障碍、凝血因子(如血小板、纤维蛋白原、凝血酶原、凝血因子等)浓度下降等。

(4) 肝昏迷：是诊断重症肝炎的必要条件。多数患者病发后表现为性格改变、行为异常、多语、答非所问、狂躁，随后进入昏迷状态，表现为意识不清，呼之不应，对疼痛刺激无反应。若出现头痛、恶心、呕吐、球结膜水肿、瞳孔大小不等、边缘不整、全身肌张力增高、伸肌强直、阵发性痉挛等，可能已经出现脑水肿。并发脑疝时，可突然出现血压下降或呼吸停止而死亡。

(5) 肝脏绝对浊音界缩小或进行性缩小：叩诊肝脏绝对浊音界普遍在 3 个肋间隙内，个别病例可出现叩空现象。

## 淤胆型肝炎有什么临床症状

淤胆型肝炎，又称毛细血管性肝炎或胆汁淤积型肝炎。它是由多种原因引起的毛细胆管排泌功能障碍，胆汁不能主动经胆小管排入胆道系统，却反流至血液中引起胆汁酸增高。淤胆型肝炎的主要临床特点是患者出现较长时间(3～6个月)的肝内完全梗阻性黄疸，如大便颜色变浅，呈灰白色陶土样，小便颜色深黄，尿中胆红素阳性，尿胆原和尿胆素均为阴性，皮肤瘙痒，血中直接胆红素升高，血清丙氨酸氨基转移酶(ALT)轻度或中度升高，胆汁酸增高，γ-GT 及碱性磷酸酶(ALP)明显升高。黄疸出现后，症状仍继续存在，但相对较急性黄疸型肝炎轻。有的患者甚至无症状，仅表现为重度黄疸，病程虽长，但预后良好，多数患者可逐渐自愈，很少转为慢性。常见的有病毒性淤胆型肝炎、药物性淤胆型肝炎和原发性胆汁性肝硬变等。病毒性淤胆型肝炎约占病毒性肝炎患者的3%，甲、乙、戊型肝炎均可引起，多发生于急性肝炎发病数周之后。

# 肝区痛

## 肝炎患者为什么有肝区痛的症状

肝、胆组织中分布着许多内脏神经的感受器，一旦肝脏发生炎症或接受压力、温度或化学性刺激，就可形成冲动，传入大脑，产生疼痛、压痛甚至绞痛或针刺样、烧灼样感觉。肝包膜上的神经与膈神经相连，属脊髓感觉神经支配。急性肝炎患者由于肝脏充血、肿胀、渗出和肝细胞坏死，把肝脏的包膜极度撑开，撑紧的肝包膜刺激神经后产生肿痛、钝痛或针刺样疼痛，体检时患者常诉有触压痛或叩击痛。肝区痛是右侧季肋部的自发性疼痛。由于肝脏周围邻近脏器组织较多，所以肝区痛者不一定就是肝炎，应从多方面找原因，如固定性的书写体位可使肋间肌肉受压产生局部疼痛、肋间神经痛、肋间肌损伤、胸膜或肺组织的病变、肝胆结石、胆囊炎、肝癌等均可引起肝区疼痛。有了肝区疼痛应及早到医院就诊，做进一步的检查，找到引起肝区疼痛的真正原因。

# 乏力

## 乙型肝炎患者为何出现乏力

常有乙肝患者感觉身体疲倦乏力，其程度轻重不一。一般与肝病的严重程度一致，并随乙肝的好转而逐渐减轻。

轻者感觉工作不能持久，易疲乏，工作效率减低。较重者感觉全身乏力，两腿沉重，稍行动便觉全身软弱无力，不能支持，须卧床休息。

疲倦乏力发生原因在于：

(1) 肝细胞受损导致血中胆碱酯酶下降，引起神经和肌肉结合的生理功能紊乱，使作为神经传导递质的乙酰胆碱在释放后不能及时被破坏，较长时间作用于横纹肌，使横纹肌兴奋过度而转入抑制。

(2) 糖代谢紊乱。患乙肝时糖的代谢发生紊乱，乳酸转化为肝糖原的过程迟缓，使乳酸在肌肉组织中堆积。同时，糖代谢紊乱也使三磷酸腺苷(ATP)的生成减少，肌肉组织能量供应不足。

(3) 胆盐滞留。肝脏有病时，影响胆汁排泄，胆盐在体内滞留，抑制了胆碱酯酶的作用。

(4) 维生素 E 缺乏。患有乙肝时肝脏受到损伤，胆汁排泄不畅，体内脂肪消化及吸收存在障碍，影响维生素 E 的吸收，以致体内维生素 E 含量减少。维生素 E 具有调节体内酶系统的作用，能减少组织中氧的消耗，有利于增强组织对低氧的耐受性。维生素 E 缺乏时，肌肉耗氧增加，导致肌营养不良，出现乏力症状。

## 腹胀

### 乙肝患者为何出现腹胀

腹胀亦为乙肝常见症状，患者因饱胀往往食欲减退，进食量减少。产生腹胀的原因是多方面的，如肝炎所导致的消化系统各器官多种消化酶的分泌减少，消化道对气体吸收功能的减弱，胆汁分泌减少和淤积对脂肪消化能力的减弱，肝脏的门静脉阻力增加导致腹腔静脉系统血流减慢和循环障碍，血浆蛋白降低和血浆渗透压的改变导致组织间隙的水肿等。中医学认为，腹胀多系外感湿热、饮食不调、情志郁结或体弱脾虚等原因引起的脾胃失调，运化不健所致。

## 面色发黑

### 乙型肝炎患者为何出现面色发黑

许多病程较长的肝炎、肝硬化患者皮肤色素沉着较明显，面部呈现暗灰色，夹杂着“钞票纹”（毛细血管扩张），失去正常应有的光泽和弹性，尤其是眼眶周围更为明显。这种皮肤黝黑称为“肝病面容”，是由于肝脏功能受到损伤时，体内一些色素物质的代谢发生紊乱所致。

## 发热

### 乙肝患者为何会发热

乙肝患者会发热主要是因为乙肝患者肝脏有炎症，从而使肝细胞坏死，肝功能受到损害，肝脏解毒功能低，导致体内代谢的毒性物质不能被及时清除，从而刺激体温调节中枢而引起发热。一些乙肝患者在使用西药进行抗病毒治疗时，有些药物也会引起发热。另外胆道系统细菌感染的并发症也会引起发热。

## 肝掌、蜘蛛痣

### 何谓肝掌、蜘蛛痣？它们是怎样产生的

肝掌又称“朱砂掌”。是指有些肝炎患者双手手掌两侧的大、小鱼际和指尖掌面呈粉红色斑点和斑块，色如朱砂，加压后即变成苍白色，解除压迫后又呈红色，掌心颜色正常，如果留意观察的话，可看见大量扩展连片的点片状小动脉。有的情况下不仅手掌有，脚底也有。肝掌为慢性肝炎、肝硬化的重要标志之一，尤其以肝硬化患者发生率最高，肝掌生成的因素与肝功能减退而致的体内雌激素过多、肝细胞灭活作用降低有很大关系。因此肝掌会随肝功能好转而减轻或消失。对慢性肝炎的病情判断有参考价值。

在慢性肝炎和肝硬化的患者中经常发现在脸部、颈部、手部有一种形态很像蜘蛛网样的痣，痣的中心是一个小红点，周围放射出许多细小的红丝，整个直径 0.2～2 cm，这种痣称为蜘蛛痣，少数患者也可能发生在口、唇、耳等部位。如果用细的尖硬物去压迫痣的中心，可以使

整个蜘蛛痣全部消失。出现蜘蛛痣的个数因人而异，有些患者只有几个，有些患者可多达几百个。蜘蛛痣一定意义上是肝脏功能衰竭的警示灯，因为蜘蛛痣的生成与肝功能减退有关，肝脏疾病会使肝细胞对雌激素的灭活能力降低，致使血液中雌激素增多，过多的雌激素有扩张小动脉的作用，即形成蜘蛛痣。因此，蜘蛛痣也随肝功能的好坏而减轻、消失或增长。

值得注意的是，出现肝掌并不一定都有肝病。正常人也可能会出现肝掌，幼年也可存在，主要和遗传有很大关系。另外，风湿性关节炎、营养不良、恶性肿瘤及嗜酒者，繁重的体力劳动者中也偶见有肝掌者，所以肝掌与肝病不可轻易画等号。蜘蛛痣也不是肝病所特有的，正常生理期亦可见蜘蛛痣，如青春时期少女及怀孕期间妇女由于体内雌激素含量增多，也会出现蜘蛛痣，另外，嗜酒者、营养不良者、皮质醇增多者也偶见有蜘蛛痣。肝掌与蜘蛛痣自身对身体并没有任何伤害，但如果发现，应立即到医院就诊，进行相关检查，以便查找病因，及时进行对症治疗。

## 水肿、倦怠

### 什么是乙肝病毒相关性肾炎？有什么样的临床表现

在日常生活中发现有些年轻患者患了乙肝后服用保护肝脏的药物后，肝炎的症状有所好转，可不久又出现了新的症状：如眼皮肿、精神疲倦等。到医院检查发现尿中有大量的蛋白和少量红细胞，血中胆固醇增高、白蛋白降低，这表明患了肾病综合征，这就是乙肝病毒相关性肾炎。本病儿童多见，起病年龄多为儿童及青少年，男性居多。自1971年Combes首次报道1例男性患者有持续乙肝表面抗原(HBsAg)血症，16个月后发生膜性肾病并发现肾小球内有HBsAg沉积，从此引起了对本病的普遍关注。

它的发病机制可能是乙肝病毒感染人体后，作为一种抗原与人体所产生的相应抗体结合，形成一种免疫复合物，这种免疫复合物沉积在肾脏组织中，引起肾脏的损伤而致病。但并不是所有得了乙肝的孩子都会得肾炎，也不是肝炎越重得肾炎的机会越多。有的孩子乙肝的症状很轻，也患了乙肝病毒相关性肾炎。只有当乙肝病毒抗原和抗体形成了免疫复合物，通过血液进入肾脏并在肾脏沉积下来，才能致病。因此，患乙肝病毒相关性肾炎与患儿本身免疫状况有关。乙肝病毒(HBV)感染伴肾小球肾炎的发病率为6.8%～20.0%，所有患者均出现镜下血尿或蛋白尿，起病隐匿，多在查尿时发现。部分患者可以肾炎综合征或肾病综合征起病。表现为肾病综合征者，伴有不同程度水肿、可有大量腹腔积液，表现为系膜毛细血管性肾炎者，其中40%有血压升高，20%肾功能不全。

临床诊断标准：① 血清HBV抗原阳性；② 患肾小球肾炎并可排除狼疮性肾炎等继发性肾小球疾病；③ 肾组织检出HBV抗原。肾小球中找出HBV抗原是诊断HBV相关肾炎的最基本条件。患者同时有肝脏和肾脏的症状，肝病的临床表现主要是食欲减退、恶心、呕吐、上腹不适、肝区疼痛及全身无力。但常有一些孩子缺乏典型肝炎的症状，在体检时或得了肾脏病后偶尔发现肝功能异常。因此，有部分孩子仅表现为肾脏病的症状。肾脏症状的出现距肝炎发病的时间可长可短，时间短的仅几个月，长的可以是在乙型肝炎病毒感染后几年才出现肾脏症状，最长的可达 20 年。这种病的肾脏病表现多种多样，有的孩子表现为肾炎；有的表现为肾病综合征或免疫球蛋白 A(IgA)肾病，也有的肾脏症状不明显，检查小便时才发现尿常规不正常。临床上多数儿童的肾脏病是以肾病综合征为表现，有水肿、大量蛋白尿、低蛋白血症、血清胆固醇增高等现象；也可有 IgA 肾病或急、慢性肾炎的相应表现，如镜下血尿和少尿，这种血尿常迁延不愈或反复出现，有的孩子血尿可持续 4～5 年之久。这也是乙肝病毒相关性肾炎与其他肾脏疾病的不同之处，即症状不典型，临床表现多种多样。



## 关节痛

### 关节疼痛与肝炎有关吗

约有 10%以上的急性肝炎患者是以关节痛开始的。慢性肝炎伴有关节痛的患者达 50%，常累及大关节，少数人还有红肿和活动障碍。在患者的关节液中可查到肝炎抗原颗粒。肝炎好转后，关节痛也会随之消失。在急性乙型肝炎前驱期，有 20%～40%的患者发生关节痛或关节炎，这种情况常被忽视。受累的关节为单个，也可为多个，以腕、肘、膝关节多见，无剧烈疼痛，与游走性风湿性关节炎颇相似。

# 动脉炎

## 结节性多动脉炎与乙肝病毒有关吗

过去一般都认为乙肝病毒是一种嗜肝性病毒，只能引起肝脏疾病，并不侵犯其他器官组织。可是，近几年来的研究发现，在肝外的很多器官组织中，也能检测到乙肝病毒抗原（HBsAg、HBcAg、HBeAg）和乙肝病毒-脱氧核糖核酸（HBV-DNA）。它们以免疫复合物的形式沉积于肝外的器官组织中，在临床上可以引起很多疾病。结节性多动脉炎约有1/3病因与乙肝病毒感染有关。可能与乙肝病毒抗原诱导的免疫复合物能激活补体，诱导和活化中性粒细胞引起局部的血管炎症损伤有关。结节性多动脉炎的临床表现多种多样，可急性或者隐匿性起病，疾病的严重程度因人而异，有的只表现为轻微的局限性病变，有的可表现为严重的全身多器官受累，如皮肤、关节肌肉以及神经系统。本病预后不一，有的得以缓解，有的则死于心、肾功能衰竭，还有的则可能残存高血压、心脏病等。

# 皮肤红斑、瘙痒、色素沉着

## 乙肝患者皮肤会有什么表现

如果得了乙肝，在定期检查肝功能时，还要注意一旦皮肤上出现一些变化，则要进一步去专业医疗机构进行诊治。常见的有红斑、斑丘疹，这些症状往往在黄疸或其他症状出现前 1～6 周出现，如出现急性或慢性的荨麻疹，而且反复发生。严重的患者，可伴有高热、腹痛等全身症状。乙肝患者有全身性的皮肤瘙痒，有人是暂时的，有人则是持续瘙痒。特别是有黄疸的患者，皮肤瘙痒早在黄疸出现前数月或黄疸出现后 1 年发生。一旦出现皮肤色素沉着、蜘蛛痣和肝掌，则意味着有可能转变成肝硬化。

## 抽筋

### 慢性肝病患者为什么会出现夜间“抽筋”

慢性肝病患者可出现低血钙，低血钙又可引起夜间“抽筋”的临床表现。那么，肝病患者为什么会出现低血钙呢？① 慢性肝病患者的门静脉高压可影响肾功能，造成钙磷代谢异常，钙从尿中排泄增多；② 肝病患者食欲差，造成钙进食减少；③ 服用某些药物如利尿药，造成钙排泄增多。因此，肝病患者应注意适当补钙。

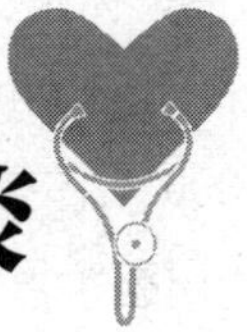

# 了解一些乙型肝炎的常识

姓名 Name ____________ 性别 Sex ______ 年龄 Age ________

住址 Address ______________________________________

电话 Tel __________________________________________

住院号 Hospitalization Number _____________________

X 光号 X-ray Number _______________________________

CT 或 MRI 号 CT or MRI Number ______________________

药物过敏史 History of Drug Allergy _________________

# 肝炎有关的基础知识

## 肝脏在人体中的地位和功能是什么

肝脏是人体最大的消化器官，我国成年人的肝脏大小约为 25 cm × 15 cm，其重量为男性 1 230～1 450 g，女性 1 100～1 300 g，占体重的 1/40～1/50。肝脏的基本组成单位是肝小叶，整个肝脏组织约由 50 万个肝小叶组成，与腹腔内其他器官不同，它有双重血液供应：肝动脉来自心脏的动脉血，主要供给氧气，是肝脏的营养血管，其血流量占肝全部血流量的 20%～30%；门静脉是肝的功能血管，其血流量占肝脏血供的 70%～80%，其血液富含来自消化道及胰腺组织吸收提供的营养物质。肝脏下面是胆囊，肝细胞每天分泌胆汁约 800 ml。经一系列由小而大的胆管系统导出肝脏，进入胆囊浓缩储存。在机体需要时，如进食、胆囊收缩排出胆汁，供机体消化食物之用。胆汁是脂肪类食物消化必不可少的辅助成分。

肝脏的主要功能有：① 分泌胆汁。胆汁中的胆盐、胆固醇和卵磷脂等成分可降低脂肪的表面张力，使脂肪乳化成许多微滴，增加作用的表面积有利于脂肪类食物的消化；胆盐还可与脂肪酸甘油一酯等结合，形成水溶性复合物，促进脂肪消化产物的吸收。也可促进脂溶性维生素的吸收；② 参与物质代谢。每天进食大量的食物，食物中的蛋白质、脂肪、糖类以及维生素，必须先到肝脏进行处理，变成人体需要的养分，才能供生命活动所需。肝脏通过神经-体液因素调节糖原合成、糖原分解和糖异生这三个过程协调平衡，以达到维持体内血糖浓度的稳定；由消化道吸收的氨基酸运送到肝脏进行蛋白质合成；同时，肝脏是脂肪运输的枢纽，还能利用糖和某些氨基酸合成脂肪、胆固醇和磷脂；③ 参与血浆蛋白及多种凝血因子的合成。血浆蛋白中的全部白蛋白和80%的球蛋白在肝内合成；多种凝血因子（如纤维蛋白原、凝血酶原等）也在肝内合成。与凝血有关的维生素K及抗凝血的肝素也全部或部分地在肝内合成；④ 与激素代谢有关。肝是多种内分泌腺所分泌的激素灭活的主要器官，如肾上腺皮质激素和性腺激素等都在肝内灭活；⑤ 免疫功能。肝脏是最大的网状内皮细胞吞噬系统，它能通过吞噬，隔离和消除入侵和内生的各种抗原；⑥ 解毒作用。肝脏是人体主要的解毒器官，人体代谢过程中要产生一些有害废物，加上混入水与食物中的毒物与毒素，必须经过肝脏解毒变成毒性较小或溶解度大的物质，随胆汁或尿液排出体外。

肝脏的功能相当复杂，其实远不止上面提及的这些，肝脏还参与人体血容量的调节、热量的产生和水、电解质的调节等，它就像人体内一个巨大的“化工厂”。人体如切除脾脏、胆囊可以继续生活，而完全切除肝脏则不能存活。由此可见，肝脏为维持生命所起的作用之大是别的脏器所不能比拟的。所以，保护肝脏就是保护生命。

## 肝功能检查为什么要空腹抽血

什么叫空腹血呢？它是指清晨未进餐前，距前一餐12～14小时的静脉血。由于餐后12～14小时胃肠的消化与吸收活动已基本完毕，因而血液中的各种生化成分比较稳定，此时测得的各种数值能比较真实地反映机体的生化变化，有助疾病的诊断。如果在进食后采血，则会因为人体正在消化吸收食物，对所测定的结果有较大影响。这是由以下两种原因所致：① 进食后，由于消化系统的消化与吸收，血液中的生化成分如糖、蛋白质、脂类与各种无机离子等，呈现暂时性波动，因此，用这种血液标本测得的各项结果，一方面不能反映机体的真实情况，另一方面无法与空腹血所测得的正常值进行比较，因而也就无法对获得的数据进行正确的临床判断。② 空腹血的血清呈淡黄色，并且清亮透明。饭后抽取的血液的血清常微浑或有灰白色的块状物，因而影响生化检验结果。有人曾做过这样的试验，给人饮用 500 ml 牛奶，1 小时后抽血进行肝功能检验，结果麝香草酚浊度试验与蛋白质定量试验值均增高。换言之，像检测肝功能、血糖、血脂或血黏度这些指标时一定要强调空腹抽血。



## 怎样看肝功能检验单

肝功能异常就是肝脏受到外来致病因素的影响，引起肝脏结构的破坏或肝功能出现的代谢异常。在肝功能检验单中反映肝细胞损伤的项目，包括丙氨酸氨基转移酶(ALT)[与谷丙转氨酶(GPT)同义]、门冬氨酸氨基转移酶(AST)[与谷草转氨酶(GOT)同义]，能敏感地反映肝细胞损伤程度。转氨酶是肝细胞里面的一种成分，细胞内含量远高于细胞外，肝细胞一旦遭到轻微损伤或大量破坏，转氨酶就被或多或少地释放到血液，从而引起血液中 ALT 和 AST 升高。比如说急性病毒性肝炎时，大量肝细胞坏死，这时 ALT 就会急剧升高，数以千计；如果是脂肪肝或是疲劳、发热等因素引起肝细胞膜轻微受损，这时 ALT 升高就不会太明显。反映肝脏分泌和排泄功能的项目,包括总胆红素(TBil)、直接胆红素(DBil)和总胆汁酸(TBA)等。当患有病毒性肝炎、药物或乙醇(酒精)引起的中毒性肝炎、溶血性黄疸、恶性贫血、胆道梗阻时,这些指标均可升高。如果同时测定 TBil 和 DBil,可以鉴别诊断溶血性、肝细胞性和梗阻性黄疸。反映肝细胞合成功能的项目,包括总蛋白(TP)、白蛋白(Alb)、前白蛋白(PA)、胆碱酯酶(ChE)、凝血酶原时间(PT),它们都是由肝脏合成的,一旦肝脏合成功能减弱,以上指标在血液中的浓度随之降低,其降低程度与肝脏合成功能受损害程度呈正相关。肝脏是合成白蛋白的唯一场所,因而血清白蛋白水平是反映慢性肝损伤的很好的指标之一,如果其水平降低且不易恢复者,往往预后不良。反映胆汁淤积的项目,包括碱性磷酸酶(ALP)和 γ-谷氨酰转肽酶(γ-GT),两者是诊断胆道系统疾病时常用的指标,人们称之为"胆系酶"。这些酶在肝内胆管上皮层的浓度较高,当上皮层受损及胆管内压力增高时,这些酶增多并进入血清中。值得一提的是,对处于骨骼发育生长期的儿童和青少年来说,其碱性磷酸酶升高是正常的,不能误判为肝功能异常。

## 肝功能异常时会有哪些临床表现

随着生活水平的提高,人们越来越注重自己的健康状况,往往体检中会发现肝功能异常,最常见的是谷丙转氨酶轻度升高,一部分人无明显不适症状,轻者只有易疲乏,食欲轻度减退,上腹饱胀等症状,重的则可表现在全身许多方面:

(1) 食欲明显减退,恶心频繁乃至呕吐,稍有饮食不当就会发生腹泻。

（2）出现黄疸，主要表现为皮肤、巩膜等组织的黄染，黄疸加深时，尿、痰、泪液及汗液也出现黄染，唾液一般不变色。

（3）有出血倾向和贫血，如：鼻、牙龈出血；皮肤间断出现紫癜及不同程度的贫血。

（4）内分泌失调，如：女性出现月经不调或闭经；男性乳房女性化和性功能减退；出现蜘蛛痣和肝掌等。

（5）维生素类代谢异常，各种维生素的缺乏可致皮肤粗糙、夜盲、唇舌炎症、水肿、皮肤出血、骨质疏松等肝功能异常的临床表现。

（6）全身症状较重，一般状况较差，出现水肿、黄疸、营养不良或肝昏迷等。当出现以上肝功能异常的临床表现时，应怀疑肝功能受到了损害，应该去正规医院做肝功能检查及进一步明确病因，以便能及时祛除病因。



## 肝功能受损的常见病因有哪些

常见的引起肝功能损害原因有以下几个：

（1）感染因素：在感染因素中最常见的是各型肝炎病毒，包括甲、乙、丙、丁和戊型肝炎病毒。其中甲、戊两型肝炎为急性肝炎，通过粪-口途径传播，这两型肝炎呈现一急性过程，能痊愈，很少转变为慢性，预后比较好。乙型和丙型肝炎最多见是以血液途径传播，它们可转为慢性，少数会进一步发展为肝硬化、肝癌这样严重的疾病。在机体抵抗力处于下降状态下，巨细胞病毒、EB 病毒急性感染也可引起肝功能损害。

（2）脂肪肝：过多脂肪积蓄于肝脏，影响肝脏血液和养分供应及自身代谢，肝细胞会逐渐发生肿胀、炎症浸润、变性坏死，损伤肝功能，导致脂肪性肝炎。这种情况如果得不到治疗，长期发展，就会造成肝纤维化、肝硬化，增加患肝癌的风险。

（3）药物性肝炎：我们现在使用的药物品种越来越多，尤其是滥用药物的问题日趋严重。加上中草药成分复杂、临床使用面广，常用于恶性肿瘤的化疗、器官移植后的抗排异治疗、抗结核治疗等，这些因素影响下药物性肝损害的比例不断上升。其中中草药引起的肝功能损害在门诊患者中最常见。

（4）酒精性肝炎：乙醇（酒精）对肝脏的损害是很严重的，损害的后果包括酒精性肝炎、酒精性脂肪肝、酒精性肝硬化，不过乙醇与肝癌的关系不是非常显著。酒的主要成分是乙醇，乙醇在肝脏内可以转化为醛，它们对肝脏都有直接的损害作用，可使肝细胞发生变性和坏死。乙型肝炎患者本身肝细胞已有损害，加上饮酒更加是雪上加霜，致使病情加重，向肝硬化甚至肝癌方向演变。

（5）自身免疫性肝炎：这种肝炎以女性多见，可能是全身自身免疫性疾病的表现之一，也就是说，除了有肝损害外，还有其他组织器官的炎症。自身免疫性肝炎的症状轻重不一，关键是要获得正确的诊断，然后采取相应的治疗，由于部分患者是需要使用激素的，因此要慎重诊治。

（6）化学药品中毒：可破坏肝细胞的酶系统，引起代谢障碍，或使氧化磷酸化过程受到抑制，三磷酸腺苷（ATP）生成减少，导致肝细胞变性坏死，从而引起肝功能异常。

（7）胆道阻塞：如结石、肿瘤、蛔虫等使胆汁淤积，若时间过长，可因滞留的胆汁对肝细胞的损害作用和肝内扩张的胆管对血窦压迫造成肝缺血，引起肝细胞变性和坏死，成为肝功能异常的原因。

（8）血液循环障碍：如慢性心力衰竭时，引起肝淤血和缺氧，也是肝功能异常的原因之一。

(9) 遗传缺陷：有些肝病是由于遗传缺陷而引起的遗传性疾病，如遗传性血色病、囊性纤维化、$\alpha_1$-抗胰蛋白酶缺陷症、Wilson 病（肝豆状核变性）等是最常见、最重要的先天性肝脏疾病。另外其他原因，如原发和继发的肝脏肿瘤、心功能不全导致肝脏淤血、某些先天性肝脏疾病、静脉高价营养等，都可以造成不同程度的肝损害，这些肝损害的早期表现往往是丙氨酸氨基转移酶（ALT）或胆红素升高，不祛除病因，肝脏的损害会进一步加重，所以也是需要引起重视的。

## 病毒性肝炎有哪几种

常见病毒性肝炎的类型有 5 种，分别为：甲型、乙型、丙型、丁型、戊型。甲型病毒性肝炎（简称甲肝）是由甲型肝炎病毒（HAV）引起的，是一种经消化道传播的肝炎，通常是通过粪便污染的食物或水经口传播的，其特点是起病急，起病前多有发热、全身无力、消化道症状明显、食欲下降、恶心、厌油腻、可伴有腹泻，继之出现尿黄、皮肤巩膜黄染、呕吐、肝区疼痛、肝功能异常，这就是急性黄疸性肝炎，也有一部分不出现黄疸称为急性无黄疸性肝炎，本型预后良好，一般不引起肝脏慢性病变。1988 年 1 月，在上海由食用毛蚶引起的一场突如其来的甲肝大流行，整整持续了 3 个月，感染者近 30 万，但死亡仅 11 人。乙型病毒性肝炎（简称乙肝）由乙型肝炎病毒（HBV）引起，是传播最广泛，传播途径复杂的肝炎，除血液传播为其主要传播途径外，密切接触、性行为等也可传播。乙型肝炎无一定的流行期，一年四季均可发病，但多属散发。丙型病毒性肝炎（简称丙肝）是由丙型肝炎病毒（HCV）引起，主要通过输血或血制品而引起，丙型肝炎的潜伏期30～83天，平均52.1天。欧美地区最多见。丁型病毒性肝炎(简称丁肝)的传染源主要是急、慢性丁型肝炎患者和丁型肝炎病毒(HDV)携带者。丁型肝炎的传播途径与乙型肝炎相似，主要是输血和血制品，日常生活接触也有可能被传染。急性丁型肝炎由HDV与HBV同时感染所致，潜伏期为6～12周。戊型病毒性肝炎(简称戊肝)的传染源为戊型肝炎患者和隐性感染者，戊型肝炎病毒(HEV)经口感染，潜伏期一般为15～75天，平均约6周。

## 乙肝病毒在体外生命力强吗

总体来说，乙肝病毒对外界的抵抗力较强，但它在体外不能进行复制。在自然环境中乙肝病毒如在37℃活力能维持7天，处于60℃的水中可以存活10个小时左右，100℃加热10分钟可使乙肝病毒失去传染性，遇到强烈的紫外线暴晒后，是可以将其灭活的。因此，可以采用煮沸消毒法或高压蒸气均可灭活乙肝病毒。另外含氯制剂、环氧乙烷、戊二醛、过氧乙酸和碘伏等也对其有较好的灭活效果。在日常生活中要养成勤洗手讲卫生的好习惯，对于家有乙肝患者的人群来说，定期做好消毒工作，尽可能将残存的乙肝病毒杀死，对家人的健康是很有利的。但是需要说明的一点是：乙肝病毒虽然在体外存活时间长，但与乙肝患者日常的生活接触只要做好预防工作是不会被传染的。

## 什么是乙肝病毒携带者

乙肝病毒携带者是指肝功能检查各项指标均正常，且无肝炎症状与体征，但血液中能检查到乙肝病毒表面抗原(HBsAg)，它是病毒本身的一种成分。此类人群往往是在感染乙肝病毒后，由于病毒的量少或部分人群免疫功能发生耐受，虽然肝细胞内有乙肝病毒在复制，而机体却缺乏有效的免疫反应；肝细胞没有或仅有轻度损伤，则可表现为长期慢性无症状带病毒者。乙肝病毒携带者不属于乙肝，但乙肝病毒携带者与乙肝有密切的关系。身体内携带乙肝病毒固然不是好事，但如果肝炎病毒与人和平共处，对肝脏没有破坏作用，则不必惊慌失措，杞人忧天。当然当人的抵抗力降低时，潜伏在体内的病毒就会兴风作浪，破坏肝脏，导致肝炎。所以乙肝病毒携带者需要定期随访，检查肝功能和乙肝病毒-脱氧核糖核酸(HBV－DNA)。如肝功能正常则无需治疗，一旦肝功能或 HBV－DNA 出现异常，需及时进行治疗，切不可讳疾忌医，以免延误病情。



## 乙型肝炎分哪几种

根据临床表现不同，乙肝通常分为 4 种类型：

(1) 急性乙肝：一般潜伏期为 60 天左右，起病比较隐匿，临床上分 3 期：黄疸前期，黄疸期，恢复期。黄疸前期常表现为食欲不振、全身乏力、厌油腻食物、恶心、肝区痛等症状；黄疸期出现巩膜、皮肤黄染；肝脏会出现肿大，伴有压痛、叩击痛；部分病例伴有脾脏肿大。恢复期黄疸消退，症状减轻直到消失。一般至少需要 3 个月或更长的时间才能恢复正常，且恢复后约有 70%的患者会转变为慢性肝炎。

(2) 慢性乙肝：病程超过 6 个月则称为慢性肝炎。慢性乙型肝炎分乙型肝炎 e 抗原(HBeAg)阳性和 HBeAg 阴性两种。HBeAg 阳性慢性乙型肝炎是指血清 HBsAg、

HBV－DNA和HBeAg阳性，乙型肝炎e抗体（抗－HBe）阴性，血清ALT持续或反复升高，或肝组织学检查有肝炎病变。HBeAg阴性慢性乙型肝炎是指血清HBsAg和HBV－DNA阳性，HBeAg持续阴性，血清ALT持续或反复异常，或肝组织学检查有肝炎病变。两者均限定病程持续6个月以上。慢性乙型肝炎最常见的症状是疲乏，且休息后不易恢复，肝区钝痛很常见。有较多患者自诉尿黄，反复出现疲乏、恶心、肝区不适、肝脏肿大，较重的慢性肝炎患者可出现黄疸。

（3）重症肝炎：乙肝病毒导致的重症肝炎以亚急性重症肝炎为多见，病情发展迅猛，症状很重，如不积极抢救，可危及生命。

（4）淤胆型肝炎：又称毛细血管性肝炎或胆汁淤积型肝炎，是由多种原因引起的毛细胆管排泌功能障碍，胆汁不能主动经胆小管排至肠管，却反流至血液中的一种肝炎。主要临床特点是患者出现较长时间（3～6个月）的肝内完全梗阻性黄疸，如大便颜色变浅，呈灰白色陶土样，小便颜色深黄。病毒性淤胆型肝炎约占病毒性肝炎患者的3%，甲、乙、戊型肝炎均可引起，多发生于急性肝炎发病数周之后。

## 乙肝病毒感染者和乙肝病毒携带者有何区别

乙肝病毒感染者就是平常我们说的乙肝“两对半”HBsAg、HBeAg、抗HBe、抗HBc中一项或多项阳性，而抗HBs阴性。乙型肝炎病毒携带者是指血液检查乙型肝炎病毒标志物阳性但无肝炎症状与体征，各项肝功能检查正常，而且经较长时间观察无变化者。据统计，我国乙肝病毒感染的人群占50%~60%,其血清有乙肝病毒感染的标志物。其中约10%的人血清中持续带有乙肝表面抗原或乙肝病毒,称为乙肝病毒携带者。也就是大部分的人恢复了健康,还有10%的人没有恢复健康,病毒还在人体内不同程度地存在着。对于乙肝病毒携带者,除不能献血及从事饮食行业、托幼工作等外,可照常工作和学习,但要密切关注,加强随访。

## 什么是肝纤维化?"肝病发展三部曲"是怎么回事

肝纤维化是由于肝脏受到致病因子的损伤引起长期反复肝功能异常,胶原蛋白等在肝脏沉积而形成的,属于机体对肝脏损伤的一种修复反应。它是所有慢性肝病向肝硬化、肝癌转化的中间环节,也是慢性肝病发展至肝硬化的必经阶段。病毒性肝炎患者中约有10%发展成慢性活动性肝炎,而慢性活动性肝炎患者中有50%可发展成肝硬化,其中我国以乙型肝炎为主,而欧美则以丙型肝炎为主。慢性乙型肝炎表面抗原携带者患肝癌的危险性为阴性人群的40倍,由此可见肝炎、肝硬化、肝癌三者之间的关系相当密切。难怪有人称肝炎、肝硬化、肝癌是"肝病发展三部曲"。在肝纤维化早期,或出现肝纤维化之前,即使病毒滴度与肝功能指标均在正常范围,只要慢性肝炎病史超过半年,都应进行预防与阻断肝纤维化的治疗。

## 哪些慢性乙型肝炎患者容易发展为肝癌

我国近10%的人群为慢性乙肝病毒感染者,发生肝癌的是少数，但约70%的肝癌患者有乙肝病毒感染的病史，由此可见，乙型肝炎与肝癌的发生是多么密切相关。肝癌的发生与肝炎后肝硬化、遗传、环境因素、饮食习惯等有关。究竟哪些慢性乙型肝炎患者容易发展为肝癌呢？肝癌发生的高危人群有：经母亲垂直传播的肝炎患者、慢性肝炎病史较长者、反复肝脏炎症活动的患者、持续高病毒水平的患者、已发展至肝硬化的患者、有肝癌家族史的患者、长期酗酒者、长期食用烟熏或霉变等食品者、长期工作压力过大或工作负荷过重或长期精神压抑者等。目前接受治疗的肝癌患者约3/4属于晚期，给治疗带来了极大的困难，治疗结果也就不那么令人满意。因此，如确定了上述高危人群以后，就要对这些群体进行定期的、连续的追踪检查和观察，包括抽血查肝功能、乙肝病毒量和肿瘤标志物，尤其是甲胎蛋白(AFP)及肝脏B超检查，必要时可进行CT检查等，早期发现肝癌以便早期进行有效的治疗。当人体免疫力减弱时，就容易发生癌变，故增强体质，增强免疫力，也是防止肝癌发生的重要方面。乙肝患者"三分治七分养"，要有良好的生活习惯，起居有规律，适当的身心锻炼，保持乐观的情绪，不吃霉变食物，饮食应清淡，并应富有维生素及蛋白质等，这样可以增强体质，提高机体的免疫力，防止肝硬化及肝癌的发生。

## 什么是人工肝

追溯人工肝历史，在20世纪50年代中期，西方学者Kiley等受血液透析治疗的启发，率先用血液透析治疗肝功能衰竭的动物，结果发现使用该方法对降低血氨水平、提高肝昏迷清醒率有一定效果。人工肝其实是一种血液净化系统，在完全闭合的体外循环过程中，通过特制的纤维膜分子筛和吸附材料制作的血浆分离器、滤过器、吸附器等器材，采用滤过、置换、吸附、浓缩等组合方式，将血中的致病因子物质进行有效地清除后再直接回输体内。它是在肝功能衰竭时通过人工措施部分代替肝脏功能，让过于劳累的肝脏得以“休息”，使濒死的肝细胞恢复正常或再生，因此这种治疗在重型肝炎发展期，对避免肝细胞大量坏死，促进肝细胞再生尤其重要，可帮助患者度过危险期，为其他治疗赢得时间和机会。人工肝根据组成和性质可分为 3 类：① 非生物型；② 生物型；③ 混合型生物人工肝。目前人工肝尚不能完全代替肝脏功能，恰当及时的人工肝治疗配合正确的内科治疗能够降低肝衰竭的病死率，促进康复，节省住院时间和费用。人工肝的主要适应证有：重症肝炎、肝衰竭、血小板减少性紫癜、多发性骨髓瘤、高脂血症、全身性红斑狼疮、重症肌无力、药物中毒等。据不完全统计，我国每年接受非生物型人工肝治疗的患者都超过 7 000 例。通过人工肝治疗，目前重型肝炎、肝衰竭的病死率已经从过去的 70%～80%降到 50%左右。

# 乙型肝炎的流行病学

## 乙型肝炎在全球发病情况如何

乙肝病毒(HBV)感染呈世界性流行，但不同地区 HBV 感染的流行强度差异很大。据世界卫生组织报道，全球约 20 亿人曾感染过 HBV，其中 3.5 亿人为慢性 HBV 感染者，其中约 3/4 在亚洲。我国属 HBV 感染高流行区，一般人群的 HBsAg 阳性率为 9.09%，而北美、西欧及澳大利亚为低流行区，人群中 HBsAg 的阳性率仅 2%～5.0%。中国是世界范围内乙型肝炎高流行的国家，在欧洲和美国的一些发达国家，肝炎病毒携带者和肝炎的发病率只有1‰～1%。

## 我国乙型肝炎有什么流行特征

由于乙肝疫苗接种普及，我国 2008 年 4 月的调查表明：乙型肝炎表面抗原（HBsAg）携带率由 1992 年的 9.75%降至 7.18%，下降了 26.36%，且年龄愈小，下降幅度愈大。据此推算，我国现有的慢性 HBV 感染者约 9 300 万人，其中慢性乙肝患者约 2 000 万例。乙肝的发病率与年龄曲线相一致。4～10 岁是发病的第一高峰，20～40 岁是发病的第二高峰，40 岁以后乙肝的发病率有所下降。该病无一定的流行周期，一年四季均可发病，但多属散发，常见家庭集聚现象，在高发区 HBsAg 家庭聚集率更高。乙肝表面抗原携带率热带地区高于温带，男性高于女性，儿童高于成人，城市高于农村。据中国工程院院士、北京大学医学部庄辉教授介绍，我国乙肝流行病学特征改变的主要因素有：不同乙肝病毒流行区之间的人口流动增加，加速了不同地区之间肝炎的流行；社会经济状况改善，医疗服务项目增多，医源性传播肝炎也在逐年递增；生活方式改变，如注射毒品、性乱行为等增加了乙肝病毒水平传播；由于乙肝的各种治疗药物和方法导致乙肝病毒变异株的发生，而乙肝病毒变异株可引起急性乙肝包括暴发性肝炎。通常 HBsAg 阳性母亲的婴儿，6 月龄时其 HBsAg 阳性率约 40%；而 HBsAg 及 HBeAg 双阳性母亲的婴儿，6 月龄时其的 HBsAg 阳性率达 90%～100%。

## 乙型肝炎的疾病自然史是怎样的

婴幼儿期乙肝病毒(HBV)感染的自然史一般可人为地划分为 4 个期,即免疫耐受期、免疫清除期、非活动或低(非)复制期和再活动期。免疫耐受期:其特点是血清 HBsAg 和 HBeAg 阳性,HBV－DNA 载量高(常常>$10^6$ IU/ml,相当于 $10^7$ 拷贝/ml),但血清丙氨酸氨基转移酶(ALT)水平正常,肝组织学无明显异常并可维持数年甚至数十年,或轻度炎症坏死、无或仅有缓慢肝纤维化的进展。免疫清除期:表现为血清 HBV－DNA 滴度 > 2 000 IU/ml(相当于 $10^4$ 拷贝/ml),伴有 ALT 持续或间歇升高,肝组织学中度或严重炎症坏死、肝纤维化可快速进展,部分患者可发展为肝硬化和肝衰竭。非活动或低(非)复制期:表现为 HBeAg 阴性、HBeAb 阳性,HBV－DNA 持续低于 2 000 IU/ml(相当于 $10^4$ 拷贝/ml)或检测不出(PCR 法)、ALT 水平正常,肝组织学无炎症或仅有轻度炎症,这是 HBV 感染获得免疫控制的结果,大部分此期患者发生肝硬化和肝细胞癌(HCC)的风险大大减少,在一些持续 HBV－DNA 转阴数年的患者,自发性 HBsAg 血清学年转换率为 1%～3%。再活动期:部分处于非活动期的患者可能出现 1 次或数次的肝炎发作,多数表现为 HBeAg 阴性、HBeAb 阳性,但仍有 HBV－DNA 活动性复制、ALT 持续或反复异常,成为 HBeAg 阴性慢性乙型肝炎,这些患者可进展为肝纤维化、肝硬化、失代偿肝硬化和 HCC;也有部分患者可出现自发性 HBsAg 消失(伴或不伴 HBsAb)和 HBV－DNA 降低或检测不到,因而预后常良好;少部分此期患者可回复到 HBeAg 阳性的状态(特别是在免疫抑制状态,如接受化疗时)。并不是所有感染 HBV 者都经过以上 4 个期。新生儿时期感染 HBV,仅少数(约 5%)可自发清除 HBV,而多数有较长的免疫耐受期,然后进入免疫清除期。但青少年和成年时期感染 HBV,多无免疫耐受期,而直接进入免疫清除期,他们中的大部分可自发清除 HBV(为 90%～95%),少数(为 5%～10%)发展为 HBeAg 阳性慢性乙型肝炎。自发性 HBeAg 血清学转换主要出现在免疫清除期,年发生率为 2%～15%,其中年龄小于 40 岁、ALT 升高以及感染 HBV 基因 A 型和 B 型者发生率较高。HBeAg 血清学转换后每年有 0.5%～1.0%发生 HBsAg 清除。慢性 HBV 感染者的肝硬化发生率与感染状态有关。免疫耐受期患者只有很轻或没有肝纤维化进展,而免疫清除期是肝硬化的高发时期。肝硬化的累积发生率与持续高病毒载量呈正相关,HBV - DNA 是独立于 HBeAg 和 ALT 以外能够独立预测肝硬化发生的危险因素。发生肝硬化的高危因素还包括嗜酒、合并 HCV、HDV 或人类免疫缺陷病毒(HIV)感染等。

## 乙肝病毒携带者会有哪些转归途径

乙肝病毒携带者人数众多,但大多数预后良好。作为乙肝表面抗原携带者来讲,要正确认识乙肝表面抗原转阴,不要过分的恐惧、焦虑,千万不可盲目就医、滥用药物,一定要到正规的医院找专科医师通过 HBV - DNA 定量和定性检测及各项检查后来判断病情,进行针对性随访或有效治疗。它的转归受很多因素影响,如病毒的数量、机体的免疫状态,以及患者的心理状况和生活方式等。一般有以下几种结局:

(1) 自然转阴。很少一部分携带者的乙肝表面抗原可自然转阴。据国内报道,凡是母婴垂直传播的携带者,乙肝表面抗原的转阴率一般低于 2%;18 岁以后的青壮年乙肝表面抗原阴转率为 1.5%~3.4%,如乙肝病毒 e 抗原阳性者(乙肝大三阳)转阴则更难。

(2) 终身乙肝病毒表面抗原携带者。这种情况在我国十分普遍,乙肝病毒携带者绝大多数以此种形式度过一生。许多患者终身携带乙肝病毒表面抗原,身体无明显不适,其中一半左右肝脏可能有轻微病理变化,这种变化可能就是相对的乙肝病毒持续感染的一种低反应状态。

(3) 发生慢性肝炎。有一部分人在携带乙肝病毒过程中因机体各种因素的变化,出现肝功能异常发展成慢性肝炎。

(4) 发生肝硬化甚至肝癌。据不完全统计,乙肝病毒携带者发生慢性活动性肝炎的概率为 1%~3%,其中少数人可发展为肝硬化。已发生肝硬化的患者中 10%~16% 有发生肝癌的可能。

## 成年期与幼儿期感染乙肝病毒结局会不一样吗

由于幼儿免疫系统尚未发育成熟,所以感染后病毒在肝细胞中繁殖而难以被清除,成为慢性乙肝患者或乙肝病毒携带者,儿童慢性肝炎临床表现与成人不同,患儿的症状往往不明显,有的仅表现为"体质较差",只是在体检时才发现有乙肝,且多数查肝功能也趋于正常,这种假象常常耽误孩子们的病情,长期不采取有效措施,会加大治疗难度,随着年龄的增长对孩子身心健康有极大损害。儿童体内血液供应丰富,为乙肝病毒的生存提供了充足的营养,乙肝病毒在患儿体内复制相当活跃,并不断侵蚀肝细胞;且儿童肝脏对感染、药物及毒物等致病因素极为敏感，容易导致肝炎恶化转为重症。随着年龄的增长，机体免疫系统会逐渐发育完善。如果感染的乙肝病毒量较多，免疫系统就会在与“敌人”作战的同时引起较多的肝细胞破坏，并出现明显的肝炎症状，这就是我们说的急性乙肝；如果感染的乙肝病毒量较少，人体可能在不知不觉中就清除了“敌人”，进行乙肝 5 项检测时，只能检测出体内的乙肝病毒的抗体。在转变为乙肝病毒携带者或慢性肝炎的人群中，成年人的感染过程也与婴幼儿感染不同，往往没有免疫耐受期，感染后即表现为免疫清除期，但由于免疫功能不能将乙肝病毒完全清除而使“战争”拖延，发展为慢性肝炎，最后进入病毒抑制期。乙肝病毒感染是否成为慢性疾病取决于患者受感染时的年龄，其中，感染乙肝病毒的幼儿转为慢性感染的可能性最大。在出生第 1 年感染病毒的婴儿约有 90%会转为慢性感染，而 1～4 岁被感染的儿童有 30%～50%会转为慢性感染。在儿童时期转为慢性感染的成年人中，约有 25%会死于与乙肝病毒有关的肝癌或肝硬化。而感染乙肝病毒的健康成年人中，约有 90%在 6 个月内会痊愈并完全清除病毒；8%～10%的成年人会转为慢性感染。

## 乙型肝炎患者为什么男性多于女性

我国 HBsAg 阳性率男性为 10.34%，女性为 7.33%。男性高于女性，男女性别比值为 1.41：1，而乙肝发病率男性却比女性多 1 倍。为什么患乙肝男多于女呢？对这个性别差异问题，至今没有一个令人信服的解释。在生活中男性感染乙肝病毒的机会多于女性。男士的生活因素，尤其是家庭的成功男士，几乎每日忙于事业、交际和酒宴的应酬，增加了感染乙肝的机会，同时身体得不到充分休息，抵抗力也随之下降，影响肝脏免疫力，从而易患乙肝。除了这个因素外，从现代医学角度看，大致有3个方面原因可以解释：① 男性细胞相关抗原与乙肝病毒抗原间的交叉反应假说；② 男性的白细胞抗原差异；③ X染色体基因位点的遗传性关系。从这些现象不难看出，乙肝病毒似乎确有“嗜男性”的特点。

## 乙型肝炎病毒的检测

### 乙肝病毒是什么样的病毒

乙型肝炎病毒(HBV)属嗜肝脱氧核糖核酸(DNA)病毒科，其基因已被研究清楚了，基因组长约3.2 kb，为部分双链环状DNA。它的体积非常小，比细菌还要小很多。当HBV侵入人体后，可与肝细胞膜上的受体紧密结合，一起穿入肝细胞胞质内，脱去衣壳，然后进入肝细胞核内，依靠肝细胞提供的一些原料物质，进行一系列复制、转录、装配工作，这样再生成许多完整的HBV，释放至肝细胞外。胞质中的子代部分双链环状DNA也可进入肝细胞核内，并继续复制，所以乙肝病毒很难从体内彻底清除。

### 目前医院开展检测乙肝病毒方法有哪些

目前国内多数医院开展的乙型肝炎血清检测项目有以

下几种：① 乙肝二对半；② HBV－DNA；③ 前 S2 抗原/抗体；④ DNA－P。乙肝两对半检测意义下面将详细解释。HBV－DNA 目前医院是使用聚合酶链反应(PCR)法，即体外核酸扩增技术，可以将目的基因或某一 DNA 片段在短时间内扩增至数十万乃至数百万倍，以供分析鉴定。PCR 法可以精确到 0.01 fg，相当于 2.5 个乙肝病毒颗粒，这大大提高了 HBV 的检出率，是判断乙肝病毒繁殖力和传染性强弱的最有力的依据。在临床可以根据 HBV－DNA 检测结果对治疗效果和治疗方案进行评估，不但有利于患者了解自己的病情，也有利于治疗方案的修正。目前只有少数医院开展前 S2 抗原/抗体检测项目。有临床资料证实，HBV 活跃复制时，前 S2 抗原滴度增高，反之呈低滴度或阴性。急性乙肝时，若前 S2 抗原消失早，前 S2 抗体出现早，则患者多数痊愈，反之则提示慢性化的可能。由于 DNA－P 直接参与 HBV 复制，因此它与 HBV－DNA 都被视为 HBV 复制的直接标志。DNA－P 检测方法较复杂，且灵敏度不如 HBV－DNA，但它是考核某些乙肝治疗药物的良好指标，任何药物或消毒剂若能抑制 DNA－P 的活性就意味着能抑制 HBV 的复制。

## 什么是乙肝病毒的“两对半”？各项指标有何意义

乙肝病毒存在三对抗原抗体系统，即乙肝病毒表面抗原(HBsAg)和乙肝病毒表面抗体(抗 HBs)、乙肝病毒 e 抗原(HBeAg)和乙肝病毒 e 抗体(抗 HBe)、乙肝病毒核心抗原(HBcAg)和乙肝病毒核心抗体(抗 HBc)，因核心抗原主要存在于肝细胞中，血清中不能检出，故只能检测两对半而不能检测三对，所以称为“两对半”。

乙肝5项指标各有其特定的意义：

(1) HBsAg——乙肝病毒表面抗原，为乙肝“两对半”中已经染上病毒的标志，并不反映病毒有否复制及复制程度。

(2) 抗HBs——乙肝病毒表面抗体，为中和性抗体标志，为是否康复或有否抵抗力的主要标志。乙肝疫苗接种者在乙肝“两对半”中若仅此项阳性，应视为疫苗接种后正常现象。

(3) HBeAg——乙肝病毒e抗原，为病毒复制标志。乙肝“两对半”中该项持续阳性3个月之上则有慢性化倾向。

(4) 抗HBe——乙肝病毒e抗体，为乙肝“两对半”中病毒复制停止标志。病毒复制减少，传染性较弱，但并不是根本没有传染性。

(5) 抗HBc——乙肝病毒核心抗体，为曾经感染过或正在感染者都会出现的标志。分为两种：乙肝病毒核心抗体IgM(抗HBc IgM)是新近染上或病毒复制标志；乙肝病毒核心抗体IgG(抗HBc IgG)是染上后便可产生的。对于辅助乙肝“两对半”检查有一定意义。

## 什么是乙肝“大三阳”和“小三阳”

健康正常人如乙肝5项全部阴性，说明没有感染过乙肝，如出现抗HBs阳性，或抗HBs和抗HBc同时阳性，可能是注射过乙肝疫苗或感染少量乙肝病毒后治愈而出现的保护性抗体。

乙肝“大三阳”是指HBsAg、HBeAg、抗HBc阳性；乙肝

“小三阳”是指 HBsAg、抗 HBe、抗 HBc 阳性。“大三阳”说明乙肝病毒在体内复制活跃，传染性强，这类患者体内的血液、唾液、精液、乳汁、宫颈分泌液、尿液都可能带有传染性。“小三阳”或“二阳”(指 HBsAg、抗 HBc 阳性)说明体内乙肝病毒复制明显降低，传染性弱。但“小三阳”的人应进一步查 HBV－DNA，如果 HBV－DNA 呈阳性，则有可能存在病毒变异，仍有较强的传染性。如果有上述几种情况，肝功能正常，即属于乙肝病毒携带者。

不管“大三阳”还是“小三阳”，它只代表病毒复制的程度，而不反映病情的轻重。“大三阳”如果同时有转氨酶增高者，首先就应注意消毒隔离，患者的碗、筷等餐具应单独与家人分开，定期消毒。患者应到专科医院就诊，采用抗病毒、提高机体免疫力和对症降酶保肝措施。

## 怎样看待 HBV－DNA 的检测结果

HBV－DNA 称为乙肝病毒-脱氧核糖核酸。核酸是病毒的核心部分，没有核酸，病毒就不能复制。因此，检测 HBV－DNA 是判断乙肝病毒有无复制的“金指标”。乙肝 5 项检查的是病毒的抗原和抗体，只能宏观地表现出乙肝病毒的感染情况，并不能及时反应病毒复制情况。由于乙肝病毒的变异和一些乙肝病毒的隐匿性，加上乙肝 5 项检查本身的缺陷，很多乙肝患者感染乙肝并不能及时被检查出来，所以还是需要查 HBV－DNA。HBV－DNA 检测的目的主要是判断患者病毒复制的程度，也是传染性大小，尤其在判断乙肝的转归，以及疗效判断有很重要的作用，也是重要的用药指征之一，特别是抗病毒治疗。HBV－DNA 正常值通常情况下少于 $10^3$，这样的结果就是阴性。HBV－DNA 检测特别灵敏，在同一数量级变化通常不能说明病毒变化，例如 $2\times10^5$ 和 $5\times10^5$ 很可能就是没有变化，但 $2\times10^5$ 和 $2\times10^4$ 就有变化了。HBV－DNA 检查不需要空腹，也无特殊要求。目前主要采用 HBV－DNA 定量检查，但是只有大型医院才具有检查设备和技术。

### 乙肝病毒能在人体哪些器官中存在

乙肝病毒(HBV)除侵犯肝细胞外，也可见于人体的其他组织及器官，如血白细胞、胆管上皮细胞、血管平滑肌细胞、脾脏、骨髓、精子、胰腺、肾脏等。至于乙肝病毒是否能在这些组织及器官中复制，以及它们在发病机制中的作用还需进一步研究。

## 乙型肝炎的传染途径

### 如何判断乙型肝炎传染性的强弱

乙肝属于国家法定乙类传染病，主要是通过血液传播。另外，乙肝病毒还存在于乙肝患者的精液、月经、阴道分泌物、唾液、乳汁、泪液、尿、汗等体液中，所以亲密接触也有一定传染性。但它的传染性不像有些人想象的那样可怕，好像一接触马上就要被传染上，所以不必过分恐惧。首先我们要弄清什么样的人具有强传染性：① 急性乙肝或慢性肝炎的急性发作期传染性较强；② 乙肝“两对半”化验中呈“大三阳”的患者体内乙肝病毒量多，肯定具有传染性；

③ 乙肝“两对半”化验中呈“小三阳”，但 HBV－DNA 滴度高，传染性肯定强；④ 乙肝“两对半”化验中呈 HBsAg、抗 HBc 两项阳性者可能有传染性，如果两者之中有一项滴度较高，说明有一定的传染性；⑤ 单项的抗 HBc 阳性者按滴度高低决定其传染性；⑥ 抗 HBs、抗 HBe、抗 HBc 三项同时阳性，可能有传染性或无传染性，需再测定 HBV－DNA 滴度，如滴度高就有一定传染性。

## 乙型肝炎的传染源是什么

乙型肝炎的主要传染源是体内携带乙肝病毒(HBV)的人，包括各型乙肝患者，乙肝隐性感染者，乙肝表面抗原(HBsAg)阳性携带者及 HBV 阳性的其他患者(如肝硬化、肝癌)。乙肝病毒的慢性携带者约占我国整体人群的 10%，这些人无症状且长期带毒，数量庞大且不易被发现，传染乙肝病毒的风险极大。乙型肝炎隐性感染者无明显症状和体征(或称亚临床感染者)，也可称为急性无黄疸型患者，无黄疸型乙肝患者在数量上远比黄疸型乙肝要多出 5～10倍，因为没有黄疸，起病时症状不明显，故对易感人群具有很大危险性。目前认为，乙肝隐性感染者与乙肝病毒携带者，是乙肝的主要传染源。急性乙肝，尤其是急性黄疸型乙肝，容易引起别人戒备，且自愈性强，传染期较短，所以危害反而是最小的。

## 哪些人会成为乙肝表面抗原携带者

因为平均 10 个中国人中有 1 个乙肝病毒表面抗原阳性者，但同样都是感染乙肝病毒，为什么病情轻重不一，转归和后果各异呢？除了每个患者感染的乙肝病毒数量、毒力和感染方式等因素不同外，每个人的免疫反应状态、年龄、性别及遗传等因素都在乙肝病情和病程的转归上起着重要作用。主要表现在以下几个方面：① 抵抗力较弱：免疫功能低下或不全的青少年、成人接触乙肝病毒后，可表现为不发病，但又不能清除病毒，使病毒与机体处于共存状态，成为乙肝病毒携带者；② 母婴传播：母亲对子女的垂直传播是出生后乙肝表面抗原携带者最主要的感染来源。在没有预防措施的情况下，乙肝表面抗原、乙肝 e 抗原双阳性的母亲，引起母婴乙肝病毒传播率几乎是 100%。婴儿对大量入侵的乙肝病毒缺乏免疫清除能力，呈现“免疫耐受状态”。入侵乙肝病毒的脱氧核糖核酸可与婴儿肝细胞的染色体基因组合，利用婴儿肝细胞复制繁殖，并逃避机体免疫系统的攻击，从而表现为长期乙肝表面抗原携带状态而并不出现症状；③ 婴儿期感染：幼婴儿如长期与乙肝表面抗原、乙肝 e 抗原阳性的母亲、保姆、亲属密切生活接触，如哺乳、喂食、亲吻等可导致感染，也可通过注射途径感染；④ 慢性乙肝患者：一些慢性乙肝患者经过治疗后，病情得到控制，成为乙肝病毒携带者。

## 乙型肝炎常通过哪些途径传播

乙肝的传播途径有以下几条：血液传播、医源性传播、母婴传播、性接触传播、日常接触传播。

(1) 血液传播是乙肝的传播最主要的一种途径，正常人的血液与乙肝病毒血液直接接触，只需 0.001 ml 血液就足以传染上乙肝病毒，而蚊虫叮咬、文身、美容、口唇破损接吻等都是乙肝血液传播的途径。

(2) 医源性传播指凡是由于接受医学检查或治疗而后传染上乙肝的，称为乙肝医源性传播。医院的被乙肝病毒污染的医疗器械（如手术刀、牙钻、内镜、阴道扩张器、腹腔镜等），如果使用时未经彻底消毒都有可能传播乙肝病毒。

(3) 母婴传播在我国乙肝的传播途径中占有重要比例，患有急性乙肝和携带乙肝表面抗原（HBsAg）的母亲都有可能将乙肝传染给新生儿。其途径主要包括 3 种：在分娩过程中传染给新生儿、在子宫内传染给新生儿（宫内传播）、产后感染新生儿。

(4) 由于乙肝患者的血液、精液、体液以及分泌物等都含有乙肝病毒，因此性交也是传播乙肝的途径之一。据调查，同性恋、滥性交、妓女等患乙肝的概率很高，性传播目前约占 30%，并且近年仍有上升的趋势。

(5) 日常生活传播，如共用牙刷、毛巾、茶杯和碗筷等，均有感染 HBV 的可能。另外，HBV 还可通过破损黏膜进入密切接触者的体内。乙肝不通过消化道和呼吸道传播，所以日常接触如握手、拥抱、一起工作、吃饭、交流等一般不会传播乙肝。

## 什么是乙型肝炎的家族聚集性？有遗传性吗

由于乙肝病毒存在母婴传播、夫妻性接触传播、家庭成员间日常生活密切接触的传播途径，若长期暴露在这样的环境中，感染上乙肝病毒的机会也随之增多。乙肝表面抗原（HBsAg）携带者有可能将乙肝病毒传染给家庭内其他成员，出现一个家庭中有 2 个以上成员都感染乙肝，这种现象称为乙肝的家族聚集性。我国乙肝感染者约 1.2 亿,慢性乙肝患者占 3 000 万以上,其中 70%~80%以上表现为家族聚集性感染。过去的观点一直认为家族聚集性是由于家族内人员频繁和密切接触导致,但发现许多现象仅用密切接触根本解释不通。最新的研究结果表明,遗传因素,尤其是遗传基因的多态性与乙肝家族聚集性有关。经过遗传方式分析,证实乙肝病毒传播符合多基因遗传特点。

## 家中有乙型肝炎患者怎么办

假如发现家中有人有乏力、发热、食欲不振、上腹部饱胀、恶心的症状时,要及时送去医院检查,因为乙肝病程潜伏期末就有传染性,尤其是发病初期的传染性最强。如能早发现、早诊断,就可以早隔离、早治疗,从而避免延误病情,也减少传染机会。家属应趁患者住院期间,进行一次彻底家庭消毒。有条件的家庭应对患者的棉衣、被子等大件物品用高压蒸汽法消毒或用环氧乙烷气体消毒。无条件者可洗患者的衣、被,并在阳光下暴晒 1 天,最好面面晒到。患者用过的食具、用具、水杯等应经常煮沸 15~30 分钟,内衣最好煮沸后再洗。患者急性期后回家,如 HBV - DNA 含量高,要做到"三分开"和"三让":即分开住,分开吃,生活用品分开洗放。一让患者单住一间房;二让患者单吃一份饭菜,不和家人混在一个餐桌上吃饭,患者吃剩下的东西不要再给别人吃;三让患者的用具、衣服要消毒后单洗单放,以免交叉传染。地面和家具可用 3%漂白粉上清液擦拭消毒。只要做好消毒隔离防护措施,不必如惊弓之鸟,谈"肝"色变。所以,科学了解乙肝,正确对待乙肝,十分迫切必要。

## 与乙肝患者共同进餐会感染乙肝吗

我国乙肝病毒携带者和乙肝患者数量众多，有相当多的患者或正常人对传播途径存在误区，比如，认为和患者一起吃饭、工作、握手等都会造成乙肝病毒的传播，这无形当中给乙肝患者造成了很大的心理压力和社会压力。一般的健康成年人都有比较完善的免疫系统和完整的皮肤黏膜屏障，病毒一般很难进去。即使病毒突破了重重防线，进入了健康人的体内，免疫系统也可以迅速地把病毒消灭掉。粪便中不含有乙肝病毒，因此不可能经粪-口途径传播，所以不会通过吃饭感染，日常工作和接触，应该也不会有问题。当然如果你有口腔溃疡或皮肤黏膜破损，最好不要与乙肝患者共同进餐，因为乙肝病毒有可能通过破损的黏膜进行传播。2009 年卫生部出台相关政策，取消入学、就业体检中的乙肝检测项目，同时明确禁止将携带乙肝病毒作为入学、就业的限制条件。

## 接吻会不会传染乙肝病毒

接吻会不会传染乙肝？许多人都心存这样一个疑问，尤其是热恋中的少男少女们，但答案不是单用 YES 或 NO 能回答清楚的。因为乙肝患者和乙肝病毒携带者的唾液中都可以查到完整的乙肝病毒，有病毒就有传染的可能性。那么在什么情况下，接吻会传播乙肝病毒呢？只有当男女双方的口腔黏膜都有破损，并且对方没有乙肝抗体的保护情况下，才有传染可能。但研究发现，唾液里乙肝病毒浓度比血液里少 100～10 000 倍，乙肝病毒含量极少，所以这种传播方式感染乙肝的概率微乎其微。有的专家甚至认为，由于一方小“剂量”的长期传染，使对方获得了免疫效果产生抗体。因此可以说，理论上接吻传播乙肝的可能性很小，但恋人或伴侣之间表达爱的方式有很多种，为健康起见，不一定非要采用接吻这种方式。

## 父亲可以传染乙型肝炎病毒给婴儿吗

我们知道母亲感染了乙肝病毒，就有可能直接把乙肝病毒传染给宝宝，这是非常好理解的事情。由于阻断母婴传播日趋受到孕妇、医师双方的重视，如采取孕前抗病毒治疗和孩子出生后立即注射免疫球蛋白和乙肝疫苗等措施，乙肝的感染率大大降低。那么父亲感染乙肝病毒后会传染给宝宝吗？如父亲是“大三阳”或“小三阳”，其精子中可检出 HBV－DNA，该病毒存于精子头部细胞胞质中，精子进入卵细胞，尽管母亲无肝炎，但这种受精卵在形成胚胎过程中，乙肝病毒也在不断增殖，这种乙肝病毒的传播方式称为直接父婴传播。还有一种方式，孕期夫妇生活在一起，孕期的性生活等有可能使孕妇被乙型肝炎病毒感染，这种通过父-母-婴的方式感染子代，这是一种间接的父婴传播。有资料表明，如果父亲是乙肝“大三阳”，没有采取任何阻断措施，出生婴儿感染概率可达 80%以上，而父亲是乙肝“小三阳”者，宝宝出生感染概率为 20%左右。事实上，目前乙肝病毒父婴传播的概率比母婴传播还要大，而且更容易造成终身携带，因此，必须重视乙肝父婴传播的孕前阻断。

## 性生活会传染乙型肝炎吗

国外已将乙肝列入性传播疾病范围。调查证实，同性恋者、性混乱者、妓女等的乙肝感染率显著高于正常人群，因为在精液、阴道分泌物、月经和皮肤溃疡渗出液中也已检出乙肝病毒表面抗原，通过接触可被感染。国内外的资料均表明，夫妻间的感染率高于父母与子女间或婆媳间。有人做过这样一个试验，把乙肝表面抗原（HBsAg）阳性患者的精液注入黑猩猩阴道内后，黑猩猩发生乙肝感染。近年又有人观察了 52 名新婚青年（其中男 30、女 22）为无症状带原者，HBsAg 阳性，而他们的配偶均为健康，乙肝 5 项全部阴性，经过 1 年时间，其配偶中有 39%感染乙肝病毒，且通过分析排除了其他因素的感染，主要是通过夫妻同房的性生活感染的，所以性生活是乙肝传播途径之一。如配偶是乙肝表面抗原携带者，在没有保护性抗体的情况下，建议性生活尽量戴安全套。

## 一旦意外接触乙肝病毒感染者的血液和体液后该如何处理

如果在日常生活中意外接触乙肝病毒感染者的血液或体液，不必大惊小怪，惶惶不可终日，可在医学专家的指导下检查和处理：首先应立即检测 HBV－DNA、HBsAg、抗 HBs、HBeAg、抗 HBc，以及 ALT 和 AST，并分别在 3 个月和 6 个月内复查。如已接种过乙肝疫苗，且已知抗 HBs≥10 IU/L 者，可不进行特殊处理。如未接种过乙肝疫苗，或虽接种过乙肝疫苗，但抗 HBs＜10 IU/L 或抗 HBs 水平不详，应立即注射乙肝免疫球蛋白 200～400 IU，并同时在不同部位接种一针乙肝疫苗，并分别于 1 个月和 6 个月后接种第 2 针和第 3 针乙肝疫苗。

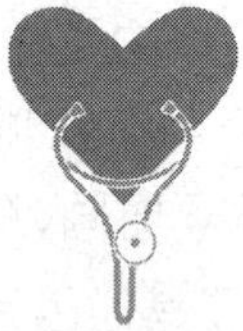

# 诊断乙型肝炎需要做的一些检查

姓名 Name ______ 性别 Sex ______ 年龄 Age ______

住址 Address ______

电话 Tel ______

住院号 Hospitalization Number ______

X 光号 X-ray Number ______

CT 或 MRI 号 CT or MRI Number ______

药物过敏史 History of Drug Allergy ______

# 乙肝病毒指标

## 乙型肝炎为什么要检测病毒指标

对于乙肝患者，需要行病毒指标检测，包括乙肝“两对半”及HBV－DNA检测，因为这对于判断病毒是否复制，是否具有传染性，是否需要行抗乙肝病毒治疗等都具有重要的意义。为此，乙肝患者均需要行病毒相关指标检测。

## 怎样解读乙肝“两对半”的检查结果

乙肝两对半检查项目包括乙肝表面抗原(HBsAg)、乙肝表面抗体(抗HBs)、乙肝e抗原(HBeAg)、乙肝e抗体(抗HBe)以及乙肝核心抗体(抗HBc)。

(1) HBsAg阳性，其余4项阴性，说明是急性乙肝病毒感染的潜伏期后期。

(2) HBsAg、HBeAg阳性，其余3项阴性，说明是急性乙型肝炎的早期。

(3) HBsAg、HBeAg、抗HBc阳性，其余2项阴性，俗称“大三阳”，这种情况说明是急、慢性乙肝。

(4) HBsAg、抗HBc阳性，其余3项阴性，说明是急、慢性乙肝。

(5) HBsAg、抗HBe、抗HBc阳性，其余2项阴性，俗称“小三阳”，说明是急、慢性乙肝。

(6) 抗HBc阳性，其余4项阴性，说明是乙肝病毒的隐性携带者或处于感染的窗口期，也说明曾经感染过乙肝病毒。

(7) 抗 HBe、抗 HBc 阳性，其余 3 项阴性，说明是急性乙肝病毒感染的恢复期，或曾经感染过乙肝病毒。

(8) 抗 HBs、抗 HBe、抗 HBc 阳性，其余 2 项阴性，说明是乙肝的恢复期，已有免疫力。

(9) 抗 HBs、抗 HBc 阳性，其余 3 项阴性，说明是接种了乙肝疫苗后，或是乙肝病毒感染后已康复了，已有免疫力。

感染乙肝病毒后在转归中，可能还可碰到不典型的组合，不必担心，建议过段时间再次复检，一般不典型的情况不会持续太久。

## 单项乙肝核心抗体阳性说明什么

在临床工作中，遇到有一部分人血清单项乙肝核心抗体抗 HBc 阳性，大多数都会问同样一个问题，“我为什么会是抗 HBc 阳性？又会有什么不良后果？”一般人感染乙肝病毒后，血清中首先出现乙肝病毒-脱氧核糖核酸（HBV - DNA），约 1 个月后出现乙肝病毒表面抗原（HBsAg）和乙肝 e 抗原（HBeAg），尔后出现抗 HBc 等。随着病情逐渐好转，血清中 HBV - DNA、HBsAg 和 HBeAg 先后转为阴性，在 HBsAg 消失后隔一段时间，出现乙肝表面抗体（抗 HBs）。此时抗 HBc 与抗 HBs 可同时阳性。由于抗 HBs 在血清中持续存在时间较抗 HBc 短，因此，经过一段时间后，抗 HBs 消失，仅单项抗 HBc 阳性。无论是有临床症状的乙肝患者还是没有临床表现的隐性感染者，他们康复后，血清学检查均可表现为单项抗 HBc 阳性。因此，单项抗 HBc 阳性，特别是抗 HBc 低水平阳性，多表示该人既往感染过乙肝病毒,现已康复,体内的乙肝病毒已被清除,他们可以像正常人一样学习和工作。但也有一部分单项抗 HBc 阳性者,特别是抗 HBc 高水平阳性者,其体内仍有乙肝病毒复制,但因病毒复制水平低,不易用常规方法检出,用敏感的乙肝病毒-脱氧核糖核酸扩增法检测,可发现他们 HBV-DNA 阳性。因此,当机体抵抗力下降时,病毒复制活跃,他们可再次复发乙肝。因此,抗 HBc 高水平阳性者,不能献血或提供器官等,以免传染他人。同时,他们自己也应劳逸结合,注意营养,适当锻炼,增强体质,防止乙肝再次复发。如有不适,应及时去医院检查和治疗。

## 何谓乙肝“三对半”

现在检查乙肝的项目越来越多,以前是“两对半”,后来增加了一个乙肝核心抗体 IgM(HBc IgM),成了三对,现在又出现了一个 Pre-S1(乙型肝炎病毒前 S1 抗原,简称 S1 抗原),“两对半”变成了“三对半”。即检查如下 7 项指标:乙肝表面抗原(HBsAg)、乙肝表面抗体(抗 HBs)、乙肝 e 抗原(HBeAg)、乙肝 e 抗体(抗 HBe)、乙肝核心抗体(抗 HBc)、乙肝核心抗体 IgM(抗 HBc IgM)及乙肝病毒前 S1 抗原(Pre-S1)。如抗 HBc IgM 阳性提示体内可能有乙肝相关的免疫活动,Pre-S1 抗原阳性是传染性强的指标,在乙肝病程全过程中检测 Pre-S1 抗原均有重要意义:早期检测 Pre-S1 抗原具有早期诊断价值;在乙肝病毒(HBV)感染的中后期,Pre-S1 抗原持续阳性,则预后不良,有可能成为持续的 HBV 携带者或发展为肝硬化甚至肝癌。

## HBV－DNA 检测有什么临床意义

HBV－DNA 称为乙肝病毒-脱氧核糖核酸。乙肝病毒只含有一种核酸——DNA。核酸是病毒的核心部分、病毒的基因都在这里，没有核酸，病毒就不能复制。因此，检测 HBV－DNA 是判断乙肝病毒有无复制的“金指标”。乙肝 5 项的检查可以检测出自己是不是乙肝病毒携带者，但是却不能确定病毒量的多少，而乙肝病毒基因（HBV－DNA）的检查就可以知道具体病毒有多少。

HBV－DNA 检测的临床意义有以下几点：① 治疗前进行病毒定量检测，能了解乙肝病毒在体内是否复制，传染性有多强；② 治疗后定量聚合酶链反应（PCR）可直接准确地测定体内病毒数量，有助于疗效的判断；③ 怀孕前进行定量 PCR 测定，有助于选择有利的怀孕时机。乙肝孕妇进行定量 PCR 检查，有助于使部分患者得到及时、正确的诊断。

## 乙肝患者什么情况下需做 HBV－DNA 检查

查了乙肝“两对半”，如全是阴性，当然无需进一步检查 HBV－DNA，但有些指标阳性，可能还需检测 HBV－DNA，因为这对于乙型肝炎的防治及患者预后，对周围人群的传染程度高低的评估具有十分重要的意义。下列情况下，检测 HBV－DNA 是必需的：

（1）如果乙肝患者是“小三阳”，一般来说这是乙肝病毒进入非复制状态，传染性消失或很低，病情也应当趋于稳定。有时“小三阳”患者肝功明显异常，自觉症状较重，这时有必要检测 HBV - DNA，如呈阳性意味着乙肝病毒已发生了基因变异，或又感染了新的乙肝病毒，也称"异型乙型肝炎"，病情有恶化趋势，一定要加强治疗或更换药物。

(2) 在检测患者"两对半"时，仅发现其中 1 项阳性，如乙肝表面抗原(HBsAg)阳性或乙肝核心抗体(抗 HBc)阳性，这并不能说明患者体内的病毒有无复制，必需检测 HBV - DNA，一旦阳性，就可肯定仍有病毒复制，也有传染性。

(3) 有一些肝炎患者的"两对半"5 项全部阴性，甚至甲、乙、丙、丁、戊型肝炎病毒标志物也是阴性，但患者的转氨酶却很高，有黄胆，肝功能损伤明显，这是怎么回事呢？通过检测 HBV - DNA，可能发现其为阳性，就此可断定是患了"慢性隐匿性乙肝"，在不明原因的肝炎中，此类型肝炎占 30%～60%。

(4) 有的乙肝患者被检测到乙肝表面抗体(抗 HBs)，这是保护性抗体，它的阳性说明感染结束，但为什么患者的病情依旧，并无好转迹象？如检测 HBV - DNA 阳性，问题又解决了，这叫"抗 HBs 阳性乙肝"，也是病毒变异惹的祸。所以用 HBV - DNA 的存在与否来划分病毒复制与否及是否恢复最为准确，也只有通过观察 HBV - DNA 才能准确掌握药物抗病毒的疗效。

## 什么是 HBV - cccDNA

HBV - cccDNA 的全称是乙肝病毒共价闭合环状脱氧核糖核酸，是乙肝病毒前基因组核糖核酸(RNA)复制的原始合成模板，是乙肝病毒持续感染的关键因素。HBV - cccDNA 是乙肝病毒复制中重要的中间产物，一旦它在肝细胞核内形成，就具有高度的稳定性，可长期存在于肝细胞内，不但起着模板复制的作用，而且还像深深扎根在泥土里的野草一样很难完全清除。无论用什么抗病毒药物，无论细胞胞质内的脱氧核糖核酸(DNA)受到多大的抑制，也无论用药的时间有多久，都很难清除这种 cccDNA。一些乙肝患者血液检查 HBV－DNA 已经呈阴性，但是病情并未缓解，其实只要肝细胞内有很少量的 cccDNA，当停药后，核内的 cccDNA 又可再次成为病毒复制的“模型”，继续复制乙肝病毒的 DNA。这样就造成了一些慢性肝病患者经过反复多次治疗，病情总是不见缓解。乙肝治疗只有清除了细胞核内的 cccDNA，才能彻底消除乙肝患者病毒携带状态，只可惜到目前为止，还未研发出这样的药物。HBV－cccDNA 检测是目前诊断乙肝病情和判断疗效最有潜力和价值的指标。

## 目前检测 HBV－cccDNA 的方法有哪些？ 有什么意义

HBV－cccDNA 的发现与检测方法的建立始于 20 世纪 80 年代，随着聚合酶链反应(PCR)技术的发展，相关技术开始应用于 HBV－cccDNA 检测。目前 HBV－cccDNA 的定量检测技术主要有以下 3 种：选择性荧光定量 PCR 法，嵌合引物荧光 PCR 法和侵入分析法。HBV－cccDNA 是 HBV－mRNA 和前基因组 RNA 的合成模板，是 HBV 持续感染的关键因素，检测 HBV－cccDNA 对进一步认识 HBV 生活周期及指导抗病毒治疗等有重要意义。第一，HBV－cccDNA 可作为评价抗乙肝病毒药物疗效的新指标；第二，检测 HBV－cccDNA 可作为评价抗乙肝病毒是否能感染肝外组织的客观指标之一；第三，检测 HBV－cccDNA

可评价乙肝患者病情和传染性大小。HBV－cccDNA 分子虽存在于肝细胞核内，但从理论上推测，如果乙肝患者变性坏死的肝细胞较多，血清中是完全有可能检测到 HBV－cccDNA 的，而且理论上讲，肝细胞变性坏死越严重（如肝衰竭大面积肝坏死时），外周血中检测到 HBV－cccDNA 的机会也应该越多；第四，应用于肝移植，即肝脏移植供者的筛查和受者乙肝病毒（HBV）感染或再感染的早期发现。因不排除乙肝核心抗体（抗 HBc）阳性供体肝脏中存在乙肝病毒可能，如阴性则没有必要进行过度的预防性抗病毒治疗。

# 其他检查

## 慢性乙肝患者怎样早期发现肝纤维化

肝纤维化是所有慢性肝病发展至肝硬化的中间必经阶段。但肝纤维化这个阶段是可逆的，如采取积极的预防和治疗措施可以阻断肝纤维化发生和向肝硬化阶段进展。因此，早期发现就显得尤为重要。目前虽有血清化验反映肝纤维化的指标，但由于采用的是放射免疫法，得到的结果不稳定，误差比较大，所以在临床检查中渐渐较少采用。肝穿刺活检病理学检查是判断肝脏组织病理变化的金指标，然而，肝穿刺活检有些令患者难以接受的不利因素：① 患者担心并发症，在心理上难以接受，顾虑很大，难以普遍实施；② 肝穿刺活检在纤维化分级上仅仅有80%的准确度，甚至可能会错过高达 30%严重的肝纤维化或肝硬化患者；③ 肝穿刺活检组织也有局限性；④ 病理医师的读片水平也影响结果的判定。因此，肝穿刺活检可能不是普查早期肝纤维化最佳方法。那么有什么方法能早期发现肝纤维化又无创伤呢？最近引进肝脏瞬时弹性探测仪，即肝纤维化检测仪（Fibroscan），是一项建立在超声诊断基础上的快速便捷、非侵入性新技术。通过测定肝脏瞬时弹性图谱来反映肝实质硬度，当肝组织出现纤维化病理改变时，可评估肝脏纤维化的程度并进行定量分级，可早期发现肝纤维化。

## 何谓肝纤维化 4 项指标

通过血液检查肝纤维化 4 项指标，简称“肝纤 4 项”，包括：Ⅲ型前胶原（PCⅢ）、Ⅳ型胶原（Ⅳ－C）、层粘连蛋白（LN）及透明质酸酶（HA）。“肝纤 4 项”检测对肝纤维化的活动性、相对严重程度、疗效观察、预后等均有一定诊断价值。

（1）Ⅲ型前胶原（PCⅢ）意义：反映肝内Ⅲ型胶原合成，血清含量与肝纤程度一致，并与血清 γ-球蛋白水平明显相关。

（2）Ⅳ型胶原（Ⅳ－C）意义：它为构成基膜主要成分，反映基膜胶原的更新率，含量增高可较灵敏反映出肝纤维化过程，是肝纤维化的早期标志之一。

（3）层粘连蛋白（LN）意义：它为基膜中特有的非胶原性结构蛋白，与肝纤维化活动程度及门静脉压力呈正相关。

（4）透明质酸酶（HA）意义：它为基质成分之一，由间质细胞合成，可较准确灵敏地反映肝内已生成的纤维量及肝细胞受损状况。

## 乙肝患者为什么要定期检查肝功能指标

乙肝病毒的检测结果仅说明是否感染乙肝病毒或病毒载量的多少，并不能说明肝脏是否损害或损害程度如何。通常通过检查肝功能生化指标，才能知道肝脏有无炎症活动。临床上通过抽血化验检测肝功能指标中的转氨酶主要有两种：一种叫丙氨酸氨基转移酶（ALT），另一种叫门冬氨酸氨基转移酶（AST）。由于 ALT、AST 主要存在于肝细胞中，当其明显升高时常提示有肝损伤。但是肝损伤的原因很多，不仅仅是乙肝，还包括其他病毒性肝炎，以及其他可能造成肝损伤的疾病，须进一步追查原因。因此，乙肝患者应该随时保持警惕，定期或出现不适症状时到医院检查肝功能，一旦发现异常，应立即就医，以免延误病情，耽搁治疗。

## 怎样解读肝功能的蛋白电泳指标

蛋白电泳就是将血清点在醋酸纤维薄膜上，通过电泳将血清蛋白分为白蛋白、$\alpha_1$-球蛋白、$\alpha_2$-球蛋白、β-球蛋白、γ-球蛋白 5 个组分。正常人 5 种血清蛋白有一定的比例，分别为白蛋白 60%～70%、$\alpha_1$-球蛋白 2%～3.5%、$\alpha_2$-球蛋白 4%～7%、β-球蛋白 9%～11%和 γ-球蛋白 12%～18%。因为人体血液中的白蛋白全部也只能由肝脏合成，因此，当肝脏疾患时血清蛋白的量及比例会发生变化：

（1）白蛋白降低程度与病情轻重呈正比，肝脏损害越严重，白蛋白降低越明显。重症肝炎及肝硬化失代偿期，白蛋白明显降低。

(2) $\alpha_1$-球蛋白：肝脏炎症病变时，$\alpha_1$-球蛋白常增加；肝坏死和肝硬化时，$\alpha_1$-球蛋白减少。一般来讲，肝病时 $\alpha_1$ 增加常反映病情较轻，而 $\alpha_1$ 减少常提示病情严重，但在肝癌时，$\alpha_1$-球蛋白显著上升。

(3) $\alpha_2$-球蛋白：病毒性肝炎初期(起病后 1 周内)多数正常，以后逐渐增加。重症肝炎和急性肝坏死时常减低。失代偿期肝硬化时也多有降低。肝癌时 $\alpha_2$-球蛋白增高。因 $\alpha_2$-球蛋白含脂蛋白，故胆汁淤积和血脂增高时也见增高。

(4) β-球蛋白：β-球蛋白也含脂蛋白，其增高常伴有脂类及脂蛋白增加，可见于胆汁性肝硬化。高脂血症时 β-球蛋白也增多。当肝细胞严重损害时，因肝脏合成减少，β-球蛋白可降低。

(5) γ-球蛋白：几乎所有肝胆疾病都增高，因病情不同增高程度不尽相同。急性病毒性肝炎，γ-球蛋白一般正常或稍高，当急性症状恢复，其他肝功能试验正常后，若 γ-球蛋白持续升高，为肝炎慢性化的信号。在慢性肝炎肝硬化的病程中，γ-球蛋白增高的程度与白蛋白降低的程度一样，可以评价慢性肝病的演变及预测预后。轻度慢性肝炎的 γ-球蛋白正常或轻度增高(<23%)，中度慢性肝炎及代偿期肝硬化约在 25%，重度慢性肝炎及失代偿期肝硬化常在 30%以上，高于 40%以上时是近期预后不良的指标。但值得注意的是，γ-球蛋白增加不能仅作为肝病的诊断指标，除肝炎、肝硬化外尚有 50 余种疾病均可导致 γ-球蛋白增高，如黑热病、结核病、多发性骨髓病、硬皮病、高免疫状态等。

在电泳分离时，有一种蛋白跑在白蛋白的前方，我们称它为前白蛋白,它也是由肝细胞合成,但半衰期很短,仅约12小时。它并非白蛋白的前体,而是一种运载蛋白,它结合 $T_4$ 与 $T_3$,与视黄醇结合蛋白形成复合物,具有运载维生素A的作用。因此,测定其在血浆中的浓度对于了解蛋白质的营养不良、肝功能不全,比白蛋白和转铁蛋白具有更高的敏感性。在急性炎症、恶性肿瘤、肝硬化或肾炎时其血浓度下降。

## 转氨酶升高一定是得了肝炎吗

转氨酶升高不能说明一定是得了肝炎,除了肝炎,其他很多疾病都能引起转氨酶增高。首先,人体内许多组织都含有转氨酶,比如心肌炎和心肌梗死都可能使门冬氨酸氨基转移酶升高。其次,如果有胆结石等胆道梗阻性疾病,可能因为淤胆而使血中转氨酶水平升高。此外,对于一些看起来没什么大病的人来说,还有可能因为长期酗酒导致酒精肝,或饮食结构不合理导致脂肪肝,造成转氨酶升高。健康人在一天之内的不同时间检查,转氨酶水平都有可能产生波动,比如说剧烈运动、过于劳累、感冒发热或者近期吃过油腻食物,都可能使转氨酶暂时偏高。当然这些情况下,转氨酶不会太高,一旦出现转氨酶升高,我们一定要重视,随访观察很重要。

## 转氨酶升高主要有哪些原因

导致转氨酶升高的原因繁多,大致包括以下几方面:

(1)病毒性肝炎:此病是引起转氨酶升高最常见的疾病。包括5种类型的病毒性肝炎,即甲、乙、丙、丁、戊5种类型病毒性肝炎。

(2) 非酒精性脂肪肝：尤其是体型偏胖的患者；酒精性肝病：大量或长期饮酒者，可发生酒精性肝炎、脂肪肝和酒精性肝硬化。患者 ALT 和 AST 升高，临床表现与肝炎相似。

(3) 肝硬化：肝硬化活动期，转氨酶高于正常水平。

(4) 胆道疾病：胆囊炎、胆石症急性发作时，常有发热、腹痛、恶心、呕吐、黄疸、血胆红素及转氨酶升高。

(5) 药物性损害：如红霉素、四环素、安眠药、解热镇痛药、避孕药，中药半夏、槟榔、青黛等，可引起转氨酶升高。停用这些药物后，转氨酶水平很快正常。

(6) 感染性疾病：如肺炎、伤寒、结核病、传染性单核细胞增多症等，都有转氨酶升高现象。

(7) 其他的一些病毒感染：包括流感病毒、巨细胞病毒、EB 病毒、柯萨奇病毒。

(8) 增加肝脏负担的因素：激素功能紊乱会增加肝脏损害，如甲状腺功能亢进、甲状腺功能减退、应激状态(包括过度悲伤、紧张、兴奋等)、熬夜、劳累等诱发体内毒性物质增加，包括肌酸、乳酸增高等；肝脏毒性物质增加，也会诱发；创伤、手术等；心脏疾病如急性心肌梗死、心肌炎、心力衰竭时，ALT、AST 均升高。患者常同时伴有胸痛、心悸、气短、水肿。

(9) 其他：妊娠中毒症、妊娠急性脂肪肝等也是转氨酶升高的常见原因。遗传代谢性肝病(包括铜代谢异常等)也可导致转氨酶升高。

## 肝纤维化检测仪 Fibroscan 有何作用

肝脏纤维化是不同病因包括病毒性肝炎、酒精性肝病、脂肪性肝病等共同的中间病理改变，及时准确地判定肝纤维化的程度，对慢性肝病的防治及其预后评价具有重要意义。Fibroscan 是一种新型的肝纤维化检测仪器，是一项建立在超声诊断基础上的快速便捷、非侵袭性新技术。通过测定肝脏瞬时弹性图谱来反映肝实质硬度，当肝组织出现纤维化病理改变时，可评估肝脏纤维化的程度并进行定量分级。Fibroscan 这种无创伤的全新诊断仪器，利用肝脏的僵硬程度来判断肝纤维化/肝硬化的分级，通过用 50 mHz波的剪切流速(shear velocity)，分析多个部位 2～5 cm 大小的肝脏，之后将结果转换成千帕(kPa)压力值。该仪器测定的弹性纤维值，结果客观，重复性好，不受操作人员技术的影响。因操作简便、无创伤，方便随访动态观察肝纤维化变化。国外研究表明，该仪器诊断肝纤维化及肝硬化的可信度高，与肝穿刺活检结果的一致性良好。目前我国关于 Fibroscan 对乙型肝炎肝纤维化程度的诊断正在研究中，相信在发现并总结可能影响肝硬度测量值的因素后，有关乙型肝炎肝纤维化的大量更为准确的研究成果会为 Fibroscan 的应用提供良好的参考依据，建立能监测纤维化发生发展的联合检查系统，有助于及时发现处于肝功能代偿状态但有进展性肝纤维化的患者，减少慢性肝病患者肝活检的需要，更对指导临床治疗有着极为重要的意义。

## 慢性乙肝患者需定期查 B 超吗

张先生 1 年半前被诊断为慢性乙肝，经保肝、抗病毒治疗，肝功能一直稳定在正常范围内，也没有明显症状。但最近做 B 超检查却发现，已是肝癌晚期，肝内癌灶多发、门静脉栓塞，并失去了手术机会。问他这 1 年来为什么没有按照医师的嘱咐定期做 B 超检查，他说因为肝功能稳定，也没什么症状，就没太重视。没想到 1 年的时间有这么大的变化。对于慢性乙肝患者来说，发生肝硬化及肝癌的风险较大，而一旦发生肝硬化及肝癌，治疗效果往往较差，因此，对于慢性乙肝患者需定期检查 B 超，有助于发现是否有肝硬化，是否有肝脏占位性病变，以及胆道疾病和脾脏病变，还有肝、脾的门静脉宽度等。通过肝脏 B 超检查，一方面评估病情，同时能早期发现一些乙型肝炎相关性肝硬化及肝癌的迹象，以便早期采取措施，改善患者的预后。

## 乙肝患者何种情况下需进行增强 CT 或 MRI 检查

对于肝脏的形态学，一般做普通 B 超或彩超检查就可以了。但是，如发现肝内小结节，为明确性质，是肝硬化结节，还是肝癌结节，应行电子计算机体层扫描（CT）和磁共振成像（MRI）检查。CT 最能反映肝脏病理形态表现，如病灶大小、形态、部位、数目及有无病灶内出血、坏死等。从病灶边缘情况可了解其浸润性，从门静脉血管的癌栓和受侵犯情况可了解其侵犯性。CT 辨别肝癌与肝硬化再生结节优于 B 超检查，被认为是补充超声显像估计病变范围的首选非侵入性诊断方法。MRI 检查的优点：显示假包膜、肿瘤内部结构、肝癌的边缘和血管的侵犯以及辨别肝癌与肝硬化再生结节优于 CT 检查；所用的造影剂安全性高；造影剂更能快速进入静脉，其动态效果要比 CT 好。

## 乙肝患者在什么情况下需要进行肝穿刺病理检查

乙肝患者通过验血、做B超都无法明确诊断或确定其疗效时，医师会建议肝穿刺活检这项检查来了解其肝病的进展情况。尤其是当乙肝患者出现以下4种情况时，则最需要做肝活组织的病理学检查：

(1) 当乙肝患者的e抗原(HBeAg)呈阳性、乙肝病毒载量较高，而肝功能正常，且无明显的临床症状时，是否需要抗病毒、抗肝纤维化治疗？临床实践证实，这一结论取决于该患者肝脏组织的炎症程度和肝纤维化的程度。而要判断该患者的肝脏是否具有炎症改变以及其肝纤维化的程度，只通过验血检查和B超检查是很不够的，这时只有通过肝活组织病理学检查才能明确其肝脏的病变程度。其实临床已经证实肝功能正常的乙肝患者经过肝活组织的病理学检查后，约有50%的人具有不同程度的炎症改变，有的甚至发生了早期肝硬化。

(2) 当一些在抗病毒治疗中取得明显疗效的患者经过一段时间的巩固治疗后难以确定其是否应停止用药治疗时，可以通过为其做肝活组织的病理学检查来明确。可以通过肝穿刺进行免疫组化检查，了解其肝组织内乙肝病毒核心抗原(HBcAg)的情况。如结果显示其乙肝病毒核心抗原为阴性，这就说明该患者的肝病已经基本治愈，就可以暂停进行抗病毒治疗，以后只需密切随访观察其病情的变化就可以了。

(3) 对于病因不明确、血清转氨酶持续升高且出现黄疸的患者，可以通过肝穿刺进行肝活组织的病理学检查，以明确其肝脏的损害情况。总之,对于在诊断和治疗中有困难的肝病患者,可以通过肝穿刺为其做肝活组织的病理学检查。

## 有哪些患者不能进行肝穿刺检查

肝穿刺活检虽然对检查某些肝病具有决定性的作用,但并不是每个人都可以进行肝穿刺活检。绝对禁忌证为:患者不合作、原因不明的出血病史、无法提供输血、怀疑血管瘤或其他的血管肿瘤、通过叩诊或超声不能确定活检的合适部位、怀疑肝内有棘球绦虫囊肿、出血倾向(凝血酶原时间≥正常对照 3～5 s、血小板计数＜50 000 /$mm^3$、出血时间≥10 min)、术前 7～10 天用了非类固醇抗炎药。多数肝病学家认为出血倾向是绝对禁忌,也有认为可通过输血小板或新鲜冷冻血浆加以矫正,因而应属非绝对禁忌,只要凝血障碍被充分纠正,肝活检仍可安全施行。相对禁忌证有:病态肥胖、腹腔积液、血友病、右胸膜腔或右侧膈下感染、局部皮肤感染。



## 肝穿刺事前应做哪些准备工作

进行肝穿刺之所以具有一定的危险性,是因为肝脏的血流丰富,进行肝穿刺时可能会发生出血。但临床实践证明,进行肝穿刺时出血的发生率仅在万分之一左右。只要在肝穿刺前做好充分的准备,把握好肝穿刺的适应证和禁忌证,通过肝穿刺进行肝活组织病理学检查的成功率还是可以得到保障的。操作时,首先向患者解释穿刺的目的、意义及注意事项,消除其紧张心理,取得患者的合作；术前1小时给予可待因及苯巴比妥各0.03 g；穿刺前3天，每日需注射或口服维生素K、钙剂和维生素C；穿刺前1天测定患者血小板计数、出凝血时间、凝血酶原时间，必要时备血；穿刺前测量血压、脉搏，协助患者排空膀胱。

## 乙肝临床诊断

### 乙型病毒感染人体后就一定会发病吗

不一定。感染与发病是两个概念，感染指病毒进入体内并在体内复制，但未引起人体严重损害，由于人体的免疫功能正常，病毒很快从血液中清除，这是最好、最理想的结局，也是绝大多数人感染后的结果。部分人感染后虽然没有症状，但血液中可以长期带有病毒，称为“慢性无症状病毒携带者”。如果病毒进入太多，免疫系统功能不足以抗衡病毒，病毒在体内大量复制，部分感染乙肝病毒后可以急性发病，出现黄疸、食欲差、上腹部隐痛不适、乏力、恶心欲吐等症状，急性感染发病后又有部分患者由急性转为慢性肝炎。

### HBV－DNA转阴代表乙肝病毒彻底清除了吗

HBV－DNA转阴只能说明病毒量低，病毒复制率低，并不能说明乙肝病毒已经彻底清除了。由于检测手段的局限，阴性只表示血液中 HBV－DNA 的数量低于检出值。所以 HBV－DNA 转阴不能说病毒彻底清除了。其实乙肝病毒在肝细胞里会形成一种环状的 DNA(HBV－cccDNA)，对于这种 DNA 目前所有药物的疗效是很差的，一般是很难从体内清除的。

## 如何看“大三阳”转为“小三阳”

“大三阳”转“小三阳”不一定就是好事。要一分为二地、科学而正确地评判。如果“大三阳”转为“小三阳”，同时 HBV－DNA 水平降至检测线以下，肝功能也正常，这种情况当然是好事，说明已进入疾病的稳定期。相反，如“大三阳”转为“小三阳”，但 HBV－DNA 水平仍很高，甚至还有肝功能不正常，就不是好事，可能还是坏事。可能说明病毒已发生前 C 区变异，提示病毒逃避人体免疫压力，将会给抗病毒治疗带来难度。如是这种情况，仍要坚持抗病毒治疗，只不过要重新选择或联合抗病毒药物。只有抗病毒治疗才能延缓或阻止疾病的进展，才是最好的抗纤维化治疗，才能最大限度减少肝硬化、肝癌的发生率。

## 乙型肝炎病毒感染与乙型肝炎病毒携带者有何区别

这个问题是困惑大多数人的问题，通俗说乙肝病毒感染是指患者感染了乙肝病毒，目前我国的乙肝病毒感染率为 60%～70%，大部分人机体可产生保护性抗体或通过其他方式清除病毒，不发病甚至不知道曾感染过乙肝病毒。

乙肝病毒表面抗原(HBsAg)携带率约占总人口的10%。乙肝病毒携带者血液中不仅有HBsAg,还有HBeAg及HBV-DNA,如果HBeAg和HBV-DNA存在,表示血液中含有乙肝病毒,能传染别人。乙肝病毒携带者是指HBsAg阳性持续6个月以上,没有肝炎症状和体征,肝功能基本正常。乙肝病毒携带者一般没有临床症状,和正常人没有任何区别。但乙肝病毒携带者也有可能病情恶化,转变成肝硬化和肝癌,因此,乙肝病毒携带者一定要定期复查,及时了解自身的病情,一旦出现异常,就要采取相应的措施。

## 慢性乙型肝炎患者肝穿刺活检肝组织病理学有什么特点

慢性乙肝的肝组织病理学特点是:明显的汇管区炎症,浸润的炎症细胞主要为淋巴细胞,少数为浆细胞和巨噬细胞;炎症细胞聚集常引起汇管区扩大,并可破坏界板引起界面肝炎,又称碎屑样坏死。汇管区炎症及其界面肝炎是慢性乙肝病变活动及进展的特征性病变。小叶内肝细胞变性、坏死,包括融合性坏死和桥形坏死等,随病变加重而日趋显著。肝细胞炎症坏死、汇管区及界面肝炎可导致肝内胶原过度沉积,肝纤维化及纤维间隔形成。如进一步加重,可引起肝小叶结构紊乱,形成假小叶并进展为肝硬化。免疫组织化学法检测可显示肝细胞中有无HBsAg和HBcAg表达。HBsAg胞质弥漫型和胞膜型,以及HBcAg胞质型和胞膜型表达提示乙肝病毒(HBV)复制活跃;HBsAg包涵体型和周边型及HBcAg核型表达则提示肝细胞内存在HBV。

## 乙肝表面抗原携带者的诊断标准是什么

乙肝表面抗原(HBsAg)携带者的诊断标准共有3个:

(1) 血清HBsAg阳性持续半年以上,但肝功能正常。

(2) 既往无乙肝病史,患者无临床症状和体征。

(3) 肝穿刺活检正常或大致正常。

据统计,我国约有1/10的人乙肝表面抗原阳性。其原因主要是母婴传播及免疫功能较弱的青少年、成人接触了乙肝病毒。乙肝表面抗原携带者一般转归良好,有一小部分可自然转阴,大部分为持续终生乙肝表面抗原携带状态,但大约3%可发生肝炎,且发生肝癌的可能性也较非乙肝表面抗原携带者大得多。

## 慢性乙肝的诊断标准是什么

对于慢性乙肝诊断标准,美国国立卫生研究院将乙肝定义为"持续乙肝病毒(HBV)感染引起肝脏慢性坏死炎的一种炎症性疾病"。那么,慢性乙肝诊断标准是什么?慢性乙肝是指感染乙肝病毒超过半年以上,肝功能反复异常并且伴有肝病相关症状的乙肝病毒感染者。根据2011年中国乙肝防治指南,将慢性乙肝分为HBeAg阳性慢性乙型肝炎和HBeAg阴性慢性乙型肝炎。HBeAg阳性慢性乙型肝炎血清HBsAg、HBeAg阳性、抗HBe阴性,HBV-DNA阳性,ALT持续或反复升高,或肝组织学检查有肝炎病变;HBeAg阴性慢性乙型肝炎血清HBsAg阳性,HBeAg持续阴性,抗HBe阳性或阴性,HBV-DNA阳性,ALT持续或反复异常，或肝组织学检查有肝炎病变。上述两型慢性乙肝也可进一步分为轻度、中度和重度。

## 什么叫隐匿性慢性乙肝

隐匿性慢性乙肝并不是新发生的疾病，只是近年来才被人们认识。我们把血清 HBsAg 阴性、血清和(或)肝组织、细胞内 HBV-DNA 阳性，并有慢性乙肝的临床表现者称为隐匿性慢性乙肝。诊断需排除其他病毒及非病毒因素引起的肝损伤。隐匿性乙肝危害比普通乙肝更大。隐匿性乙肝是原因不明肝炎、肝硬化的重要原因，是原发性肝癌的重要原因。据统计，隐匿性乙肝患者发生肝癌的危险性比无隐匿性感染的患者高。

## 淤胆型肝炎的诊断标准是什么

淤胆型肝炎又称毛细血管性肝炎或胆汁淤积型肝炎，是由多种原因引起的毛细胆管排泌功能障碍，胆汁不能主动经胆小管排至肠道，从粪便排出，却反流至血液中引起黄疸的一种肝炎。诊断标准为：

(1) 急性黄疸起病，黄疸持续 2～4 个月或更长。

(2) 实验室检查：血清胆红素升高，以直接胆红素为主，碱性磷酸酶(ALP)、$\gamma$-谷氨酰转肽酶($\gamma$-GT)、胆固醇明显升高，表现为肝内梗阻性黄疸，需行上腹部 MRCP 检查排除肝外因素所致的梗阻性黄疸。

(3) 乙肝病毒(HBV)标记物检测：符合急性乙肝的病原学指标，需排除甲、戊型肝炎病毒感染。

(4) 有特异的肝脏病理组织学特点。

如符合(1)、(2)条，就要高度怀疑；如加上(3)或(4)中任何一条，均可确诊。该病病程虽长，但预后良好，多数患者可逐渐自愈，很少转为慢性。

## 慢性乙肝患者为什么要定期查甲胎蛋白

甲胎蛋白(AFP)是由胎儿肝细胞产生的一种特殊蛋白——糖球蛋白，它存在于胎儿的血液中。胎儿出生后，血中的 AFP 便会急速下降，数月至 1 年内降至正常。专家认为，肝病患者的免疫系统在不能够抵抗肝炎病毒变异和癌细胞生长时，血中的 AFP 就会升高。因此，肝病患者血中的 AFP 会随着病情的变化而发生改变。当体内的肝炎病毒变异速度加快时，AFP 会升高；当肝炎病毒的变异速度放慢时，AFP 则下降，当发生癌变时，AFP 则居高不下，呈进行性上升趋势。由此可见，肝病患者体内 AFP 的变化情况与病情的轻重密切相关，AFP 上升提示病情恶化，AFP 下降提示病情好转。因此，肝病患者应定期查 AFP。



## 甲胎蛋白升高一定是患了肝癌吗

随着社会经济条件好转，人们越来越关注自己的健康状况，在体检指标中常包括甲胎蛋白(AFP)，有的人一旦发现 AFP 高于正常值，紧张得不得了，其实引起甲胎蛋白偏高的原因很多，甲胎蛋白高不一定就是得了肝癌，不必惊慌失措。甲胎蛋白的高低及持续时间也非常重要。女性妊娠甲胎蛋白会偏高，这种情况下随着胎儿的分娩而恢复正常。急性肝炎或慢性肝炎活动期后，在恢复期新生的肝细胞会产生甲胎蛋白，从而引起甲胎蛋白升高。此外，生殖细胞肿瘤出现甲胎蛋白的阳性率是 50%，其他肿瘤，如胰腺癌或肺癌，以及肝硬化等患者亦可出现不同程度的升高。在原发性肝癌诊断标准中，AFP 升高是有一定标准的，而且同时需排除一些病理状态：① AFP≥400 μg/L，能排除妊娠、生殖系胚胎源性肿瘤、活动性肝病及转移性肝癌，并能触及肿大、坚硬及有大结节状肿块的肝脏或影像学检查有肝癌特征的占位性病变者；② AFP＜400 μg/L 能排除妊娠、生殖系胚胎源性肿瘤、活动性肝病及转移性肝癌，并有两种影像学检查有肝癌特征的占位性病变或有两种肝癌标志物 DCP、γ-GTⅡ、AFU 及 CA19-9 等阳性及一种影像学检查有肝癌特征的占位性病变者。

## 重型肝炎的诊断标准是什么

重型肝炎主要是指由肝炎病毒引起的严重的肝细胞损害并导致肝功能衰竭。其主要病理特点是急剧发生的大面积肝坏死，主要临床表现是迅速发展的重度黄疸，除肝炎的症状极重外，常同时伴血液生化及代谢紊乱，可有出血、肝性脑病、水肿、肝肾功能衰竭及多器官功能损害。重型肝炎分 3 种：急性重型肝炎、亚急性重型肝炎及慢性重型肝炎。

(1) 急性重型肝炎：以急性黄疸型肝炎起病，2 周之内出现极度乏力，消化道症状明显，迅速出现Ⅱ度以上（按Ⅳ度划分）肝性脑病，凝血酶原活动度低于 40%，并排除其他原因者。肝浊音界进行性缩小，黄疸急剧加深；或黄疸很浅，甚至尚未出现黄疸，但有上述表现者均应考虑本病。

(2) 亚急性重型肝炎：以急性黄疸型肝炎起病，15 天至 24 周出现极度乏力，消化道症状明显，同时凝血酶原时间明显延长，凝血酶原活动度低于 40%，并排除其他原因者。黄疸迅速加深，每天上升≥17.1 μmol/L 或血清总胆红素大于正常值 10 倍。首先出现Ⅱ度以上肝性脑病者，称脑病型（包括脑水肿、脑疝等）；首先出现腹腔积液及其相关症候（包括胸腔积液等）者，称为腹腔积液型。

（3）慢性重型肝炎：其发病基础有：① 慢性肝炎或肝硬化病史；② 慢性乙肝病毒携带史；③ 无肝病史及无乙肝表面抗原（HBsAg）携带史，但有慢性肝病体征（如肝掌、蜘蛛痣等）、影像学改变（如脾脏增厚等）及生化检测改变者（如丙种球蛋白升高、白蛋白/球蛋白比值下降或倒置）；④ 肝组织病理学检查支持慢性肝炎。慢性乙型或丙型肝炎，或慢性 HBsAg 携带者重叠甲型、戊型或其他肝炎病毒感染时要具体分析，应除外由甲型、戊型和其他型肝炎病毒引起的急性或亚急性重型肝炎。慢性重型肝炎起病时的临床表现同亚急性重型肝炎，随着病情发展而加重，达到重型肝炎诊断标准（凝血酶原活动度低于 40%，血清总胆红素大于正常 10 倍）。



## 乙型肝炎能够彻底治愈吗

乙型肝炎可分为急性乙型肝炎与慢性乙型肝炎两类。由于乙肝为相对自限性疾病，所以，急性乙肝患者只要适当休息，合理饮食，注意营养和对症用药，绝大多数是可以顺利自愈的，既不会转为慢性乙肝，也不会成为长期携带病毒者。然而，临床上有相当一部分（约 50%以上）诊断为"急性乙型肝炎"的患者实际上是慢性乙肝或慢性乙肝表面抗原（HBsAg）携带者的急性发作。这一类患者较难自愈，急性期过后又会变成慢性肝炎或慢性乙肝表面抗原携带者。

至于慢性乙肝，应该说大部分患者的病情也是可以基本痊愈或基本稳定的，但所需的时间相对较长，经过适当的休息、合理的营养及恰当的药物治疗，也常可使乙肝 e 抗原(HBeAg)与乙肝病毒-脱氧核糖核酸(HBV－DNA)转阴，血清转氨酶正常，病情稳定，但稍不注意，常会复发。因此，必须坚持长期的治疗，使病情长期相对稳定，以获得基本痊愈。但 HBsAg 阴转相当困难，因为直至目前为止尚缺乏有效的治疗方法和药物。近年来，一些患者经治疗后，自然阴转率也很难超过 10%。轻度慢性肝炎的预后多较好，一般迁延时间可长达一二十年而不发生肝硬化，最后仍获痊愈，但少部分患者也有可能转为慢性肝炎炎症持续活动。慢性肝炎炎症活动中 10%～20%患者可发展为肝硬变，部分患者病情继续恶化，此时应警惕原发性肝细胞癌的发生，定期检查甲胎蛋白、转肽酶、B 超等以协助确诊。

## 乙肝病毒携带者无症状就是正常健康人吗

乙肝病毒携带者从理论上讲不属于乙肝范畴，但是约有 25%的乙肝病毒携带者通过肝脏穿刺作病理诊断时发现有肝细胞的免疫损伤，因此把乙肝病毒携带者按健康人对待有一定的片面性，而把乙肝病毒携带者一律按乙肝患者对待也不科学。乙肝病毒携带者即使无症状，也应从以下 4 个方面为医师提供诊断依据：① 自我病史及既往病理；② 肝功能化验结果；③ 乙肝“两对半”及 HBV－DNA 定量结果；④ B 超及有关物理检查。只有这样才能把乙肝的漏诊误诊降低到最低程度。

## 乙肝患者多久会发展到肝硬化

这是一个很难回答的问题。纤维化向硬化发展的过程是不断变化的，有时因治疗合理发生可逆变化，病程反反复复，所需的时间也就相对较长。肝细胞持续变性坏死，机体自身发生修复反应，肝组织被广泛的纤维化组织替代，肝脏结构改变，最终就会发生肝硬化。由于个体差异，每个人的具体情况也不相同，一个乙肝患者最终能否演变成肝硬化，客观上取决于患者的遗传基因、免疫状态和乙肝病毒复制、变异等因素；主观上取决于治疗是否及时、得当以及患者的心态。但是也有的肝炎患者发展为肝硬化的时间很短，只需要几个月的时间，这是由于近期肝组织出现暴发性的坏死，肝组织大片或亚大片坏死，迅速形成广泛的纤维结缔组织代替正常的肝组织，肝硬化可以在较短的时间内形成。慢性乙肝患者演变成为肝硬化是一个十分漫长的病程，病程可达 30～40 年之久，可喜的是绝大多数慢性乙肝患者最终不会发展为肝硬化，只有一小部分患者病情缠绵不愈，最终发展成为肝硬化。

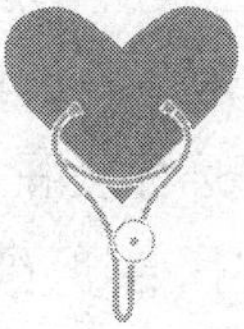

# 乙型肝炎的中西医治疗方法

姓名 Name　　　　性别 Sex　　　　年龄 Age

住址 Address

电话 Tel

住院号 Hospitalization Number

X 光号 X-ray Number

CT 或 MRI 号 CT or MRI Number

药物过敏史 History of Drug Allergy

# 抗病毒药物和时机的选择

## 慢性乙肝治疗的总体目标是什么

根据《慢性乙肝防治指南》慢性乙肝治疗的总体目标是：最大限度地长期抑制或消除乙肝病毒(HBV)，减轻肝细胞炎症坏死及肝纤维化，延缓和阻止疾病进展，减少和防止肝脏失代偿、肝硬化、原发性肝细胞癌(HCC)及其并发症的发生，从而改善生活质量和延长存活时间。慢性乙肝治疗主要包括抗病毒、免疫调节、抗炎保肝、抗纤维化和对症治疗，其中抗病毒治疗是关键，只要有适应证，且条件允许，就应进行规范的抗病毒治疗。可见慢性乙肝治疗的目标并非是痊愈，也不可能全部能治愈，治疗只是减缓疾病进程，减少并发症，提高生活质量。

## 乙肝抗病毒治疗的一般适应证是什么

在决定开始抗病毒治疗前，首先应排除由药物、乙醇(酒精)或其他因素所致的丙氨酸氨基转移酶(ALT)升高。一般适应证包括：

(1) HBeAg 阳性者，HBV－DNA$\geqslant 10^5$ 拷贝/ml(相当于 2 000 IU/ml)；HBeAg 阴性者，HBV－DNA$\geqslant 10^4$ 拷贝/ml(相当于 2 000 IU/ml)。

(2) ALT$\geqslant$2×正常上限；如用干扰素治疗，ALT 应$\leqslant$10×正常上限，血清总胆红素应$<$2×正常上限。

(3) ALT$<$2×正常上限，但肝组织学显示 Knodell

HAI≥4，或炎症坏死分级≥G2，或纤维化分期≥S2。

对持续 HBV－DNA 阳性、达不到上述治疗标准，但有以下情形之一者，亦应考虑给予抗病毒治疗：

(1) 对 ALT 大于正常上限，且年龄>40 岁者，也应考虑抗病毒治疗。

(2) 对 ALT 持续正常，但年龄较大者(>40 岁)，应密切随访，最好进行肝活检，如果肝组织学显示 Knodell HAI≥4，或炎症坏死分级≥G2，或纤维化分期≥S2，应积极给予抗病毒治疗。

(3) 动态观察发现有疾病进展的证据(如脾脏增大)者，建议行肝组织学检查，必要时给予抗病毒治疗。

## 无症状乙肝病毒携带者需要抗病毒治疗吗

无症状乙肝病毒携带者如果肝功能正常，不需要抗病毒药物治疗，可保肝治疗。乙肝病毒感染机体后，一般经历 3 个阶段。第一阶段是免疫耐受期，乙肝病毒侵入人体内并没有惊动免疫系统，免疫细胞对乙肝病毒(HBV)熟视无睹，不予攻击。这时给予抗病毒药犹如隔靴搔痒，可能抑制血清中的 HBV，对肝脏组织内的 HBV 则鞭长莫及。第二阶段是乙肝免疫清除期，临床特点是血清 ALT/AST 持续或间歇升高，肝组织学有坏死、炎症等表现，但这时血清 HBV－DNA滴度一般低于免疫耐受期。在乙肝免疫清除期免疫系统被调动，具有识别和清除乙肝病毒的能力，此时如果采用药物进行治疗，相辅相成，可以使乙肝治疗取得较好的效果。第三阶段是病毒残留期，不能应用抗病毒药。如在免疫清除期不用抗病毒药物，任凭肝脏不断发生免疫诱导性损伤，病情会越来越重，可能发生肝脏纤维化，进一步导致肝硬化，或者发生慢性重型肝炎、肝衰竭而死亡。不过需要强调的是无症状乙肝病毒携带者，体内始终伴有病毒，不可忽视，不管有没有症状，建议每3～6个月复查1次肝功能、B超，及时防范。另外，也应适当参加体育锻炼，增强自身免疫系统，不要饮酒、抽烟，少吃高糖、高油脂食品，并避免激烈、对抗性运动。

## 什么是抗病毒治疗应答？它包括哪些内容

抗病毒治疗应答是指患者对抗病毒治疗发生病毒学应答、血清学应答、生化学应答或组织学应答反应。根据2010年乙肝防治指南，每一项都有严格的定义。

1. 单项应答

(1) 病毒学应答是指血清HBV-DNA检测不到（PCR法）或低于检测下限，或其log 10值较基线下降2以上。

(2) 血清学应答是指血清HBeAg转阴或HBeAg血清学转换或HBsAg转阴或HBsAg血清学转换。

(3) 生化学应答是指血清ALT和AST恢复正常。

(4) 组织学应答是指肝脏组织学炎症坏死或纤维化程度改善达到某一规定值。

2. 时间顺序应答

(1) 初始或早期应答指治疗12周时的应答。

(2) 治疗结束时应答指治疗结束时应答。

(3) 持久应答指治疗结束后随访6个月或12个月以上，疗效维持不变，无复发。

(4) 维持应答是在抗病毒治疗期间表现为HBV-DNA

检测不到(PCR 法)或低于检测下限,或 ALT 正常。

(5) 反弹是指达到了初始应答,但在未更改治疗的情况下,HBV-DNA 水平重新升高,或一度转阴后又转为阳性,可有或无 ALT 升高。有时也指 ALT 和 AST 复常后,在未更改治疗的情况下再度升高,但应排除由其他因素引起的 ALT 和 AST 升高。

(6) 复发是指达到了治疗结束时应答,但停药后 HBV-DNA重新升高或阳转,有时亦指 ALT 和 AST 在停药后的再度升高,但应排除由其他因素引起的 ALT 和 AST 升高。

3. 联合应答

(1) 完全应答指 HBeAg 阳性慢性乙肝患者,治疗后 ALT 恢复正常,HBV-DNA 检测不出(PCR 法)和 HBeAg 血清学转换;HBeAg 阴性慢性乙肝患者,治疗后 ALT 恢复正常,HBV-DNA 检测不出(PCR 法)。

(2) 部分应答是指介于完全应答与无应答之间。如 HBeAg 阳性慢性乙肝患者,治疗后 ALT 恢复正常,HBV-DNA$<10^5$ 拷贝/ml,但无 HBeAg 血清学转换。

(3) 无应答指未达到以上应答者。

## 慢性乙肝病毒携带者能否自然转阴? 概率有多少

自然转阴现象肯定是存在的,但由于是慢性乙肝表面抗原(HBsAg)携带者,可携带数年、十几年或数十年,因此阴转的概率不是很高。阴转率的个体差异很大,可能与机体的免疫功能、年龄、性别、感染的时间长短及遗传基因等因素有关,且与乙肝病毒有无复制等状态有关。所谓自然

“转阴”，就是指不需要使用任何药物治疗，依靠机体本身的免疫功能将乙肝“大、小三阳”自然“转阴”。广东岭南肝病研究所的统计数据表明，每年e抗原阴转率为8%～12%，并且观察10年乙肝病毒表面抗原自发清除率为8.6%，观察20年为25.2%，观察25年为45.1%，而79.5%的自发清除都发生在40岁之后。也就是说，40岁以上的乙肝病毒携带者将有约一半会自发清除乙肝病毒表面抗原。

## 目前针对乙型肝炎进行抗病毒治疗用的药物有哪几类

目前用于慢性乙肝抗病毒治疗的药物有两类：第一类是干扰素，包括普通干扰素和长效干扰素。第二类是核苷类似物，在我国，核苷类似物上市的有4种。这4种药物机制不尽相同，一类是快速抑制病毒的药物，包括拉米夫定、替比夫定、恩替卡韦；还有一类是所谓的慢速抑制病毒的药物，如阿德福韦。

## 乙肝抗病毒治疗时机如何选择

简单地说，抗病毒治疗必须在肝脏有活动性炎症的时候进行才可能收到较好的效果。干扰素的使用标准为：ALT在80与400之间，病毒无前C区变异(即“小三阳”HBV－DNA阳性)，直接胆红素正常、间接胆红素基本正常，HBV－DNA阳性。拉米夫定的使用标准为：ALT＞80，HBV－DNA阳性。如果同时满足干扰素和拉米夫定的使用条件，应使用干扰素。

# 干扰素抗病毒治疗

## 什么是干扰素？分别有哪些种类

干扰素是人体内本身就存在的一种生物活性物质，最早是由英国科学家于 1957 年发现的，它是一种由单核细胞和淋巴细胞产生的细胞因子。它们在同种细胞上具有广谱的抗病毒、影响细胞生长和分化、调节免疫功能等多种生物活性。体外稳定性良好，4℃下可保存很长时间，－20℃下可长期保存其活性。人自然干扰素是通过分别刺激淋巴母细胞和人体白细胞，然后提纯制备而得。干扰素制剂的分类，按制作方法不同，可分为利用基因工程生产的重组 α-干扰素和人自然干扰素两大类。根据世界卫生组织规定将人细胞所产生的几种干扰素，按其抗原性不同分为 α、β 和 γ 三类。

## 干扰素治疗慢性乙型肝炎的目的是什么

干扰素抗病毒治疗的目的是：① 抑制病毒复制，减少传染性；② 改善肝功能；③ 减轻肝组织病变；④ 提高生活质量；⑤ 减少或阻止肝硬化和原发性肝细胞癌的发生。它是目前最有力的抗病毒药物。

## 哪些乙肝患者使用干扰素抗病毒疗效好

抗乙肝病毒治疗，是选用干扰素好还是选用核苷类似物好呢？一般来说，如有下列因素者，使用干扰素常可取得较好的疗效：① 治疗前 ALT 水平较高；② HBV－DNA<$10^8$ 拷贝/ml；③ 女性；④ 病程短；⑤ 非母婴传播；⑥ 肝组织炎症坏死较重，纤维化程度轻；⑦ 治疗的依从性好；⑧ 无丙肝病毒(HCV)、丁肝病毒(HDV)或人类免疫缺陷病毒(HIV)合并感染；⑨ 乙肝病毒(HBV)基因 A 型；⑩ 治疗 12 周或 24 周时，血清 HBV－DNA 不能检出。其中治疗前 ALT、HBV－DNA 水平和 HBV 基因型，是预测疗效的最重要因素。

## 哪些乙肝患者不适宜使用干扰素

干扰素治疗的绝对禁忌证包括：妊娠、精神病史(如严重抑郁症)、未能控制的癫痫、未戒断的酗酒/吸毒者、未经控制的自身免疫性疾病、失代偿期肝硬化、有症状的心脏病。干扰素治疗的相对禁忌证包括：甲状腺疾病、视网膜病、银屑病、既往抑郁症史、未控制的糖尿病、高血压、治疗前白细胞和血小板低于$(2.0\sim3.0)\times10^9$/L 的患者。

## 干扰素治疗前和治疗过程中应做哪些方面的检查

干扰素治疗前应检查的项目：① 生化学指标，包括 ALT、AST、胆红素、白蛋白及肾功能；② 血常规、尿常规、血糖及甲状腺功能；③ 病毒学标志，包括 HBsAg、HBeAg、抗 HBe 和 HBV－DNA 的基线状态或水平；④ 对于中年以上患者，应作心电图检查和测血压；⑤ 排除自身免疫性疾病；⑥ 尿人绒毛膜促性腺激素(hCG)检测以排除妊娠。

治疗过程中应定期检查的项目：① 开始治疗后的第 1

个月，应每1～2周检查1次血常规，以后每月检查1次，直至治疗结束；② 生化学指标，包括ALT、AST等，治疗开始后每月1次，连续3次，以后随病情改善可每3个月1次；③ 病毒学标志，治疗开始后每3个月检测1次HBsAg、HBeAg、抗HBe和HBV-DNA；④ 其他，每3个月检测1次甲状腺功能、血糖和尿常规等指标；如治疗前就已存在甲状腺功能异常或已患糖尿病者，应先用药物控制甲状腺功能异常或糖尿病，然后再开始干扰素治疗，同时应每月检查甲状腺功能和血糖水平；⑤ 应定期评估精神状态，对出现明显抑郁症和有自杀倾向的患者，应立即停药并密切监护。

## 普通干扰素治疗慢性乙肝具体推荐剂量与疗程如何

使用干扰素必须强调个体化治疗方案，要结合患者的年龄、性别，具体剂量和疗程要因人而异，才能达到最佳疗效。一般来说，干扰素剂量宜较大，疗程不能太短，一般为300万～500万单位，每周3次，疗程4～6个月。对HBV-DNA阳性但HBeAg阴性、抗HBe阳性者可能疗程需12个月。但是，临床实践表明，过大剂量（＞10 MU）或疗程过长（＞12个月）未必能提高疗效。

## 临床使用干扰素抗乙肝病毒治疗有优势吗

目前国际上公认的抗病毒药物有干扰素和核苷类似物，这两种药物在乙肝的治疗上应该说是各有千秋。干扰素类在临床抗乙肝病毒治疗时有一定优势，它不仅有抗病毒作用，同时也有免疫调节作用。具体有以下几点：

（1）干扰素治疗乙肝的历史长，临床试验的文献资料丰富，医师对干扰素的应用非常熟悉。

（2）干扰素治疗的疗程有限（一般 6～12 个月），有的可以延长到 18 个月。

（3）高 HBeAg 血清学转换率（HBeAg 转阴，抗 HBe 转阳）。30%～35%的 HBeAg 阴转率。

（4）少数患者可以获得 HBsAg 血清转换（HBsAg 转阴，抗 HBs 转阳）。5%～8%患者 HBsAg 消失。

（5）干扰素治疗乙肝效果停药后疗效持久，复发率低。

（6）目前没有耐药性病毒变异的文献报道。

（7）不用担心干扰素停药后肝功能的恶化和加重。

## 干扰素治疗有哪些不良反应？如出现应怎样处理



干扰素的不良反应并不少见，有的还比较重，但由于干扰素已在临床使用数十年，医师积累了不少处理这些不良反应的手段，所以已不再是令人生畏的事情。以下是一些使用过程中出现的不适症状及处理办法：

（1）流感样症群。表现为发热、寒战、头痛、肌肉酸痛和乏力等，可在睡前注射或在注射干扰素同时服用解热镇痛药；

（2）一过性外周血细胞减少。主要表现为外周血白细胞（中性粒细胞）和血小板减少。如中性粒细胞绝对计数 $\leqslant 0.75\times10^9/L$ 和（或）血小板 $<50\times10^9/L$，应降低 IFN－α剂量；1～2 周后复查，如恢复，则逐渐增加至原量。如中性粒细胞绝对计数 $\leqslant 0.5\times10^9/L$ 和（或）血小

板＜$30\times10^9$/L，则应停药。对中性粒细胞明显降低者，可试用粒细胞集落刺激因子或粒细胞巨噬细胞集落刺激因子治疗。

(3) 精神异常。可表现为抑郁、妄想、重度焦虑等精神病症状。对症状严重者，应及时停用，必要时会同神经精神科医师进一步诊治。

(4) 自身免疫性疾病。一些患者可出现自身抗体，仅少部分患者出现甲状腺疾病(甲状腺功能减退或亢进)、糖尿病、血小板减少、银屑病、白斑、类风湿关节炎和系统性红斑狼疮样综合征等，应请相关科室医师会诊共同诊治，严重者应停药。

(5) 其他少见的不良反应包括肾脏损害(间质性肾炎、肾病综合征和急性肾衰竭等)、心血管并发症(心律失常、缺血性心脏病和心肌病等)、视网膜病变、听力下降和间质性肺炎等，应停止干扰素治疗。



# 核苷类似物抗病毒治疗

## 目前临床抗乙肝病毒核苷类似物常用的有哪些

拉米夫定是在我国和全球被批准的第一个治疗慢性乙肝的口服药。1996 年该药在我国启动Ⅰ～Ⅲ期临床试验，1998 年 12 月被我国国家食品药品监督管理局批准为一类新药，1999 年投放市场，2001 年实现国产化。核苷(酸)类药物因具有给药方便，抑制病毒作用强，不良反应少而轻微，可用于肝功能失代偿的患者等优点，目前在临床上广泛使用。

目前我国获得批准在临床上使用的抗乙肝病毒核苷(酸)类药物主要有以下 4 种：

(1) 拉米夫定(贺普丁)，最早用于抗乙肝病毒的核苷(酸)类药物，1999 年在中国上市，是目前为止累计病例最多的口服抗乙肝病毒药物。拉米夫定起效快，抑制病毒作用强，价格相对便宜，但病毒变异率和停药后反弹率高。治疗疗程至少 2 年，每天口服 1 片。

(2) 阿德福韦(贺维力、代丁、名正、阿甘定、优贺丁、阿迪仙)，2005 年在中国上市，其最主要的特点是病毒变异率低，与拉米夫定没有交叉耐药，比较适用于拉米夫定变异或有 YMDD 变异的患者。但是阿德福韦酯抗病毒能力较弱，起效较慢，个别患者长期使用会伤肾。治疗疗程至少 2 年，每天口服 1 片。阿德福韦联合拉米夫定，对于拉米夫定耐药的慢性乙肝能有效抑制 HBV－DNA、促进 ALT 复常，且联合用药者对阿德福韦酯的耐药发生率更低。

(3) 恩替卡韦(博路定)，2005 年 12 月在中国上市，恩替卡韦起效快，抑制病毒作用强，病毒变异率也低，但对拉米夫定耐药的患者出现病毒变异的机会增大。价格较贵。治疗疗程至少 2 年，每天口服 1 片。适用于经济条件较好、病毒滴度较高、重症患者急需快速抑制病毒以缓解病情的患者，治疗效果已得到广大医师的认可，目前临床应用较多。

(4) 替比夫定(素比伏)，是最新上市的核苷(酸)类药物，2007 年 4 月在中国上市，价格适中，是目前兼具强效、快速抑制病毒，又有高 e 抗原血清转换率双重优势的抗乙肝病毒药物。同时，替比夫定还具有良好的安全性，是美国食品药品管理局(FDA)批准的妊娠 B 级的药物,而其他核苷类(酸)类药物为 C 类。其抗病毒速度与恩替卡韦相当,唯一不足的是耐药率中等。治疗疗程至少 2 年,每天口服 1 片。

(5) 替诺福韦,与阿德福韦结构相似,但肾毒性较小,治疗剂量为每日 300 mg。该药目前在我国尚未被批准上市。

## 慢性 HBV 携带者和非活动性 HBsAg 携带者应需要抗病毒治疗吗

慢性 HBV 携带者和非活动性 HBsAg 携带者,应动员其做肝组织学检查,如肝组织学显示 Knodell HAI 评分≥4,或炎症坏死分级≥G2,需进行抗病毒治疗。如肝炎病变不明显或未做肝组织学检查者,建议暂不进行治疗。上述两类携带者均应每 3～6 个月进行生化学、病毒学、甲胎蛋白和影像学检查,一旦出现 ALT≥2 × 正常上限,且同时 HBV -DNA 阳性,可选用干扰素或核苷(酸)类似物治疗。

## HBeAg 阳性慢性乙肝患者应怎样选择抗病毒治疗方案

对于 HBV - DNA 定量≥$1\times10^5$ 拷贝/ml,ALT 水平≥2 × 正常上限者,或 ALT＜2 × 正常上限但肝组织学显示 Knodell HAI≥4,或炎症坏死分级≥G2 者,应进行抗病毒治疗。可根据具体情况和患者的意愿,选用 IFN - α(ALT 水平应＜10 × 正常上限)或核苷(酸)类似物治疗。对 HBV - DNA 阳性但低于 $1\times10^5$ 拷贝/ml 者,经监测病情 3 个月,HBV - DNA 仍未转阴,且 ALT 异常,则应抗病毒治疗。根据2011年乙肝防治指南，具体推荐方案如下：

(1) 普通干扰素IFN-α，5 MU(可根据患者的耐受情况适当调整剂量)皮下或肌内注射，每周3次或隔日1次，一般疗程为6个月。如有应答，为提高疗效亦可延长疗程至1年或更长。应注意剂量及疗程的个体化；如治疗6个月无应答者，可改用其他抗病毒药物。

(2) 长效干扰素PegIFN-α2a，180 μg皮下注射，每周1次，疗程1年。剂量应根据患者耐受性等因素决定。

(3) 拉米夫定，100 mg口服，每日1次。治疗1年时，如HBV-DNA检测不到(PCR法)或低于检测下限，ALT复常，HBeAg转阴但未出现抗HBe，建议继续用药，直至HBeAg血清学转换。经2次监测(每次至少间隔6个月)仍保持不变者可以停药，但停药后需密切监测肝脏生化学和病毒学指标。

(4) 阿德福韦，10 mg口服，每日1次。疗程可参照拉米夫定。

(5) 恩替卡韦，0.5 mg口服(对拉米夫定耐药者为1 mg)，每日1次。疗程可参照拉米夫定。

## HBeAg阴性慢性乙肝患者应怎样选择抗病毒治疗方案

HBV-DNA定量≥1×$10^4$拷贝/ml，ALT水平≥2×正常上限者，或ALT＜2×正常上限，但肝组织学检查显示Knodell HAI评分≥4，或炎症坏死分级≥G2者，应进行抗病毒治疗。由于难以确定治疗终点，因此，应治疗至检测不出HBV-DNA(PCR法)，ALT复常。此类患者复发率高，疗程宜长，至少为1年。因需要较长期治疗，最好选用

IFN－α(ALT 水平应＜10×正常上限)或阿德福韦或恩替卡韦等耐药发生率低的核苷(酸)类似物治疗。对达不到上述推荐治疗标准者，则应监测病情变化，如持续 HBV－DNA 阳性，且 ALT 异常，也应考虑抗病毒治疗。根据 2011 年乙肝防治指南，具体推荐方案如下：① 普通 IFN－α 5 MU 皮下或肌内注射，每周 3 次或隔日 1 次，疗程至少 1 年。② PegIFN-α2a 180 μg 皮下注射，每周 1 次，疗程至少 1 年。③ 阿德福韦酯 10 mg 口服，每日 1 次，疗程至少 1 年。当监测 3 次(每次至少间隔 6 个月)HBV－DNA 检测不到(PCR 法)或低于检测下限，ALT 正常时可以停药。④ 拉米夫定 100 mg 口服，每日 1 次，疗程至少 1 年。治疗终点同阿德福韦。⑤ 恩替卡韦 0.5 mg 口服(对拉米夫定耐药者为 1 mg)，每日 1 次。疗程可参照阿德福韦。

## 代偿期乙肝肝硬化 HBeAg 阳性患者应怎样选择抗病毒治疗方案

对于代偿期乙型肝炎肝硬化患者，治疗指征为 HBV－DNA≥$10^5$ 拷贝/ml，HBeAg 阴性者为 HBV－DNA≥$10^4$ 拷贝/ml，ALT 正常或升高。治疗目标是延缓和降低肝功能失代偿和原发性肝癌的发生。根据 2011 年乙肝防治指南，具体推荐方案如下：① 拉米夫定 100 mg 口服，每日 1 次。无固定疗程，需长期应用。② 阿德福韦 10 mg 口服，每日 1 次。无固定疗程，需长期应用。③ 干扰素因其有导致肝功能失代偿等并发症的可能，应十分慎重。如认为有必要，宜从小剂量开始，根据患者的耐受情况逐渐增加到预定的治疗剂量。

## 失代偿期乙肝肝硬化患者应怎样选择抗病毒治疗方案

对于失代偿期乙型肝炎肝硬化患者，治疗指征为HBV－DNA阳性，ALT正常或升高。治疗目标是通过抑制病毒复制，改善肝功能，以延缓或减少肝移植的需求，抗病毒治疗只能延缓疾病进展，但本身不能改变终末期肝硬化的最终结局。干扰素治疗可导致肝衰竭，因此，属禁忌证。对于病毒复制活跃和炎症活动的失代偿期肝硬化患者，在其知情同意的基础上，可给予拉米夫定治疗，以改善肝功能，但不可随意停药。一旦发生耐药变异，应及时加用其他已批准的能治疗耐药变异的核苷类似物。

## 应用化疗和免疫抑制剂治疗的患者应怎样选择抗病毒治疗方案

对于因其他疾病而接受化疗、免疫抑制剂（特别是肾上腺糖皮质激素）治疗的 HBsAg 阳性者，即使 HBV－DNA 阴性和 ALT 正常，也应在治疗前 1 周开始服用拉米夫定，每日 100 mg，化疗和免疫抑制剂治疗停止后，应根据患者病情决定拉米夫定停药时间。对拉米夫定耐药者，可改用其他已批准的能治疗耐药变异的核苷（酸）类似物。核苷（酸）类似物停用后可出现复发，甚至病情恶化，应十分注意。

## 肝移植患者应怎样选择抗病毒治疗方案

乙型肝炎病毒（HBV）感染相关的终末期肝病（如肝硬

化、肝癌和重症肝炎等)缺乏有效的内科治疗手段。肝移植作为目前有效的治疗方法,为 HBV 相关终末期肝病患者带来新的生机。对于拟接受肝移植手术的 HBV 感染相关疾病患者,应于肝移植术前 1～3 个月开始抗病毒治疗,推荐应用强效的核苷类似物(如恩替卡韦 0.5 mg,每日 1 次;拉米夫定 100 mg,每日 1 次),将 HBV－DNA 在肝移植术前就降至尽可能低的水平,以减少术后 HBV 感染的复发。在肝移植术中无肝期,需要加用乙肝免疫球蛋白(HBIG),术后长期使用拉米夫定和小剂量 HBIG(第 1 周每日 800 IU,以后每周 800 IU),并根据抗 HBs 水平调整 HBIG 剂量和用药间隔(一般抗 HBs 谷值浓度至少大于 100～150 mIU/ml,术后半年内最好大于 500 mIU/ml),但理想的疗程有待进一步确定。对于肝移植前已经发生拉米夫定耐药的患者,建议加用阿德福韦,可同样有效预防 HBV 感染的复发。

## 普通干扰素治疗无应答怎么办

普通干扰素(IFN－α)治疗无应答患者(治疗后至少需追踪 6 个月才能确定是否为 IFN－α 无应答)再次应用普通 IFN－α 治疗的疗效很低,建议采用长效干扰素(聚乙二醇 IFN－α),并延长治疗时间,或采用核苷类似物(拉米夫定或阿德福韦)治疗方案。

## 抗病毒治疗过程中发生耐药该怎么办

应用核苷类似物抗病毒过程中,如拉米夫定治疗期间可发生耐药突变，出现“反弹”，建议首先应行耐药检查，抽血做病毒的序列分析，能把各种药物的耐药位点都检查清楚，耐药检查完毕后可决定换药或加药。发生耐药最多的是拉米夫定，如果序列分析 204 位点的 M 变成 V 可以换用替比夫定；204 位点的 M 变成 I 就与替比夫定交叉耐药了；另外还有一个 180 位点的变异，耐药性很弱。拉米夫定耐药后如果病毒反弹只有 $10^5$，只要加上阿德福韦就可以了。服拉米夫定耐药后，如单用阿德福韦，1 年就有 9%会耐药，同时继续用拉米夫定，它对耐药的病毒株没有用，但能保护阿德福韦不耐药。拉米夫定耐药后如果病毒反弹超过 $10^5$，加用阿德福韦有时效果很差，就要换用恩替卡韦，加量每天 2 片，6 个月内病毒会转阴，再换用服拉米夫定加阿德福韦就可以了。当然也可考虑使用 IFN－α(建议重叠用药 1～3 个月)。

## 抗病毒核苷类似物应用时间长都会发生耐药吗

目前我们使用的核苷类似物都存在一定程度的耐药问题，只是耐药出现的时间是早还是晚，耐药的比率是高还是低。拉米夫定治疗有效，但耐药发生率极高。日本有长期随访资料表明，第 1 年的拉米夫定耐药发生率约为 7%，第 2 年的累计耐药率为 42%，第 3 年为 53%，第 4、5 年则更高。耐药方面，恩替卡韦有独特的优势，特别对于从来没有经过核苷(酸)类似物治疗的患者，使用恩替卡韦，1 年到 4 年的数据显示，耐药的比率都是非常低的。在现有批准治疗乙肝的核苷类似物中，患者对拉米夫定耐药发生率最高，其次是替比夫定和阿德福韦，对恩替卡韦耐药发生率最低。当然由于拉米夫定已在临床应用时间最长，而且使用频率相对最高,耐药率发生最多,不难理解。所以相对较新的药物应用将来在临床发生的耐药率如何,还有待进一步验证。

## 抗病毒核苷类似物究竟需用多久

核苷类似物抗病毒药物治疗慢性乙肝效果明显,口服方便,只需每天 1 片,不良反应少。但有一个问题很困扰患者,抗病毒核苷类似物究竟需用多长时间才能安全停药?其实,乙肝抗病毒药物治疗没有一个确定疗程。一般来说,乙肝抗病毒药物治疗至少要进行 1 年以上,有的患者甚至要长达 10 多年。如果服用乙肝抗病毒药物后,肝功能得到显著改善,病毒载量明显下降,可在医师指导下有步骤停用药物。乙肝患者进行乙肝抗病毒药物治疗在间隔 6 个月的 2 次检查中,乙肝“大三阳”转变为乙肝“小三阳”,HBV - DNA 阴性,再经过 1 年的巩固治疗,可考虑停药。但停药后仍需定期检查,检查频率由医师根据个人具体病情决定。

## 为什么要对患者进行抗病毒治疗前检查

抗病毒治疗前的检查是非常重要的。例如,治疗前转氨酶正常的乙肝病毒携带者不属于抗病毒治疗的适应证,而肝功能损伤过于严重(ALT 大于正常值上限 10 倍或有肝功能衰竭倾向)的患者需要暂缓抗病毒治疗或在医师严密监护下进行治疗。治疗前肝功能状况和 HBV - DNA 水平不仅是抗病毒治疗的依据,也是以后判断药物疗效的基础。如果一位患者在治疗前血清 HBV - DNA 水平为 $10^8$ 拷贝/ml,治疗 3 个月后下降至 $10^5$ 拷贝/ml,则疗效很好;但如果这位患者在治疗前后血清 HBV－DNA 水平无明显下降，其疗效就属于不好的。如果没有治疗前的检查，这种情况就不可能知道。治疗前检测乙肝 5 项血清学标志，可以成为治疗后 e 抗原血清学转换的依据。如果能用较好的定量检测方法，观察治疗前后 e 抗原量的变化，对治疗的有效性判断就更有帮助了。肝穿刺检查可以观察到抗病毒治疗前后肝组织学改善的情况，但肝穿刺毕竟是一种有创伤性检查，操作麻烦，不适合对所有患者应用。另外，治疗前进行血常规、肾功能、血磷、磷酸肌酸激酶等检测，有助于治疗中不良反应的判断，如果治疗后这些指标有改变，可能与药物有关。

## 乙肝表面抗原转阴是治愈吗？乙肝表面抗原转阴后会反弹吗



乙肝表面抗原转阴目前被认为是乙肝治疗的理想标准，至少到目前为止乙肝是无法完全治愈的，即便如此，乙肝表面抗原的转阴并非易事，它是一个由量变到质变的过程。乙肝表面抗原和 e 抗原的转阴并出现抗体，是一个治疗的理想目标，这意味着患者机体可以实现免疫控制，从而可对疾病持久控制，降低肝硬化和肝细胞癌的发生率，提高患者生存率。但值得注意的是，部分患者乙肝表面抗原经治疗转阴后可能会反弹，因此，慢性乙肝治疗期间应进行乙肝表面抗原定量监测，以此对治疗进行指导，通过监测乙肝表面抗原水平的动态变化，不仅可以了解药物的疗效和病毒的抑制情况，还可预测停药后实现对疾病的持久控制的能力。乙肝表面抗原转阴并不代表乙肝病毒在体内被彻底清除，因此还要重视定期检查病毒量及肝功能指标。

## 抗乙肝病毒药物长期使用有风险吗

众所周知，任何药物都有一定毒性，既然抗病毒药物是一种药物，那么抗乙肝病毒药物长期使用对人体健康肯定是有一定风险的。国家食品药品监督管理局最近发布消息，提醒广大医务工作者、药品生产企业和公众，高度关注拉米夫定和替比夫定引起横纹肌溶解的风险。临床医师在患者持续用药过程中要注意监测患者的肌酸磷酸激酶变化，以及肝、肾功能等化验指标，治疗过程中一旦患者出现弥漫性肌肉疼痛、肌肉触痛、肌无力、关节痛等症状时，应考虑药物引起的肌肉骨骼系统损害，立即停药或采取相应的治疗措施。一旦出现严重横纹肌溶解症，可能会引起危及患者生命的代谢紊乱和急性肾功能衰竭，应立即采取积极的救治措施。目前的抗病毒治疗可以有效地抑制乙肝病毒复制，促进肝功能恢复正常，改善肝纤维化，减少肝硬化和肝癌的发生，改善乙肝患者的生活质量。抗病毒的益处明显高于那些少见甚至罕见的不良反应，权衡利弊，因此我们不能只注意到不良反应发生的风险，而忘记乙肝病毒给自己身体带来的风险放弃有效的抗病毒治疗。

## 乙肝“小三阳”患者就不用抗病毒治疗吗

一般来说，乙肝病毒感染的“小三阳”状态是乙肝病毒复制的“冬眠期”。这时，乙肝病毒几乎无复制，肝功能正常，患者的病情相对平稳，无需治疗。但有小部分“小三阳”患者反复肝功能异常，究其原因可能是病毒前 C 区发生变异，尽管血清中的乙肝 e 抗原阴性，但体内仍长期存在乙肝病毒 DNA 的复制，查血清 HBV－DNA 呈阳性，患者常伴有持续性或间歇性血清转氨酶升高，导致肝细胞持续性损伤。因此，这样的乙肝"小三阳"患者仍需要抗病毒治疗。经过合适的抗病毒药物治疗，乙肝病毒的复制被抑制，这样肝细胞的损伤也就随之停止了，减少了向肝纤维化、肝硬化的进展可能。

## 抗病毒治疗期间一定要进行监测吗

抗乙肝病毒药物在体内是否达到了抗病毒效果，病毒是否对药物产生了耐药性，主要依靠治疗期间的动态指标监测。如果治疗 3 个月以上，患者的 HBV－DNA 滴度未见下降，说明这种抗病毒药物治疗无效，就应该更换其他抗病毒药物治疗。一旦确认达到疗效，可继续治疗达治疗终点后停药。如果用药期间出现 HBV－DNA 和 ALT 的反跳，可能是因为病毒发生了变异，对药物产生了耐药。另外，有些抗病毒药物在治疗期间可能会发生一些不良反应，如干扰素可能引起白细胞下降和肝功能异常，个别患者可出现甲状腺功能异常等。这些不良反应都需要在治疗中定期检查才能及时发现。因此，抗病毒治疗期间一定要进行多项指标的监测。

## 儿童乙肝患者能否进行抗病毒治疗

一般认为只要乙肝患者肝功能正常，不管患者体内病毒数量多少，可暂时不进行药物治疗，让患者保持良好的心态、注意饮食、避免劳累即可。因为肝功能正常的情况下，病毒与人体和平共处，无论使用什么药物，都不会对乙肝病毒发挥太大作用，疗效不佳。抗病毒治疗的最佳时机是肝功能异常，即血清转氨酶水平升高，其中转氨酶超过正常值的2~5倍。12岁以下患者抗病毒应使用干扰素治疗，对于婴幼儿期感染的乙肝病毒携带者，目前临床上都还没有特效药可助其“阴转”。12岁以上慢性乙型肝炎患儿，其普通IFN-α治疗的适应证、疗效及安全性与成人相似，剂量为3~6 $MU/m^2$，最大剂量不超过10 $MU/m^2$。在知情同意的基础上，也可按成人的剂量和疗程用拉米夫定治疗。

## 乙型肝炎治疗应注意的问题

### 青少年时期是乙肝治疗的最佳时期吗

慢性乙肝大多数来源于幼年时期的感染或母婴传播，乙肝的病程也非常漫长，需要经历婴幼儿期、青少年期、成人期，但并不是任何一个时期都可以进行治疗。其自然病程要经历婴幼儿时期的免疫耐受期、青少年时期的免疫清除期以及之后的反复发作和慢性迁延这样的一个过程。免疫耐受期是由于机体针对乙肝病毒的免疫反应不健全，无法正常识别乙肝病毒，也就没有能力针对病毒产生特异的免疫应答，因此机体和病毒处于“和平共处”状态。在临床上表现为病毒高载量、乙肝“大三阳”，而肝功能正常。通常这一时期不主张进行抗病毒治疗，建议密切观察即可。等到青少年时期机体的免疫系统逐渐成熟和完善，开始识别乙肝病毒，同时开始对其进行清除，医学上称为免疫清除期。此期临床特点为 ALT 上升、病毒和乙肝 e 抗原量表现为高、中水平，此时机体处于免疫激活状态，是抗病毒治疗最佳时期。若在这一时期，我们适时地进行抗病毒治疗，也有助于诱导机体产生针对乙肝病毒的特异性免疫应答，从而获得对乙肝的持久控制，纵观慢性乙肝的发展过程，就能理解乙肝的最佳治疗时间就是青少年时期。

## 转氨酶的高低是判断治疗时机的重要指标吗

临床上需要一个指标来协助我们进行判断，这个指标就是转氨酶（ALT），如果转氨酶处于一种升高的状态，而又排除了其他原因的影响，那我们可以说这个患者的乙肝处于活动期，也就是处于免疫清除期，这时我们进行有针对性的抗病毒治疗，尤其是基于免疫调控的抗病毒治疗（如干扰素的治疗），就有可能达到持续的病毒学应答或最高的治疗目标（即乙肝表面抗原血清学转换）。至于转氨酶水平升高到什么程度比较合适，通常升高到正常值的 2～10 倍比较合适，但也不能过高，超过正常值的 10 倍，特别是出现黄疸的患者就需要非常当心了，这时候肝脏的代偿能力有限，再进行干扰素的抗病毒治疗就可能会加重肝脏的损伤，造成失代偿。此时可选用核苷类似物，并辅以护肝治疗。

## 慢性乙肝治愈有具体衡量标准吗

在过去，乙肝治愈的标准多以肝功能正常为主，随着医学的进步，抗病毒治疗开始后，将乙肝“小三阳”肝功能正常作为乙肝治愈的标准。经过大量临床实践我们认识到，治疗乙肝的真正关键是抑制病毒的复制,清除乙肝病毒才能从根本上阻止肝炎的发作,那么乙肝治愈的标准是什么呢?乙肝治愈包括临床治愈、基本治愈和彻底治愈。所谓“临床治愈”是针对发病状态的乙肝患者而言,经过治疗,肝功能完全复常即可判定为临床治愈。所谓“基本治愈”和“彻底治愈”是针对所有乙肝人群而言,既包括乙肝病毒携带者,也包括发病状态的乙肝患者。“基本治愈”是患者身体不适症状消失,肝功能系列指标完全正常,乙肝病毒系列指标出现乙肝病毒 DNA、e 抗原转阴并出现 e 抗原与 e 抗体的血清学转换,肝穿刺组织免疫组化检查乙肝病毒核心抗原消失,这样的结果保持 2 年以上时间。“彻底治愈”是指通过正确的治疗,患者身体不适症状消失,肝功能恢复正常,乙肝病毒系列指标出现乙肝病毒 DNA、乙肝病毒表面抗原、e 抗原转阴,肝穿刺组织免疫组化检查乙肝病毒核心抗原、表面抗原消失,这样的结果保持 2 年以上时间。慢性乙肝中的大部分是可以达到临床治愈和基本治愈的,但需要的时间比较长。70%以上的患者可以通过积极正确的治疗,减缓病情进展速度,获得临床改善。每年有 2%~4%的自然转阴率,经过治疗,转阴率可能稍高一点,但也很难超过 10%。

## 慢性乙肝的治疗终点是什么

慢性乙肝治疗目标是通过防止疾病进展至肝硬化、终末期肝病和原发性肝癌,改善患者的生活质量并提高其生存率。国际上将抗病毒治疗的终点确定为 3 个层次:① 理想终点:对于所有 HBeAg 阳性和阴性患者,出现持续的乙肝表面抗原(HBsAg)转阴,伴或不伴 HBsAg 血清学转换;② 满意终点:对于 HBeAg 阳性患者,出现持久的 HBeAg

血清学转换；③ 基本终点：对于 HBeAg 阳性但未获得 HBeAg 血清学转换的患者及 HBeAg 阴性患者，通过核苷类似物治疗，使 HBV－DNA 维持在检测不到的水平，或接受有限疗程的干扰素治疗后，HBV－DNA 持续检测不到。在以上 3 个终点中，理想终点和满意终点是比较难达到的，而 HBV－DNA 的持续抑制则是可以达到的现实目标，也是基本目标。

## 肝硬化患者抗病毒为时过晚吗

有些乙肝患者的病情已经发展为肝硬化，甚至出现了腹腔积液、消化道出血、肝昏迷等肝功能失代偿的表现，大部分患者甚至部分临床医师认为抗病毒治疗已经为时过晚。其实早年在国外的一项研究中，一些准备接受肝移植的失代偿期肝硬化患者在手术前常规接受了抗乙肝病毒的药物治疗，结果发现治疗后，有 2/3 的患者肝功能明显好转，甚至达到了暂缓手术的效果。因此说明肝硬化患者在一定的条件下，仍可在医师的指导和监测下进行一定的抗病毒治疗，达到缓解病情的目的，抗病毒治疗显而易见是有益处的。

## 为什么抗病毒治疗不要抱“急功近利”的态度

由于一些乙肝病毒感染者在社会上遭受的歧视和不平等，造成他们迫切追求所谓“转阴”治疗，并对乙肝的抗病毒药物期望值过高。在抗病毒治疗期间，不去注意肝功能改善和乙肝病毒 DNA 的抑制，而一味期望乙肝病毒表面抗原的阴转，因此如果经治疗后乙肝表面抗原仍呈阳性，则认为抗病毒治疗无效。其实，目前的乙肝抗病毒药物仅能起到抑制乙肝病毒复制的作用，并不能把乙肝病毒从体内完全清除。抗病毒治疗的目的是抑制乙肝病毒的复制，改善肝脏功能，缓解肝细胞的病理损害。这样的治疗必须有一个“持久战”的心理准备，要坚持持久的治疗，使乙肝病毒长期处于抑制状况，最终达到 HBV－DNA 阴转，肝功能复常，乙肝 e 抗原(HBeAg)阴转，并出现乙肝 e 抗体(抗 HBe)的病毒“冬眠”状况，使肝细胞得到保护。

## 乙肝“小三阳”更易发展为肝癌吗

从大量临床检测中发现，“大三阳”转为“小三阳”并不困难，46.2%的患者并未进行治疗而乙肝 e 抗原(HBeAg)自动转阴。但人群中大量的慢性乙肝病毒携带者或慢性乙肝、肝硬化患者，却绝大多数是以“小三阳”模式存在的。有研究显示，在 178 例原发性肝癌与乙肝病毒感染的相关资料中还发现，乙肝表面抗原(HBsAg)为阳性的患者占了83.95%，其中“小三阳”占 53.69%，而“大三阳”仅占4.32%。也就是说，“小三阳”发展为肝癌的概率要比“大三阳”高 12 倍多。对于乙肝“小三阳”，人们以为它的传染性小，忽视了定期检查，耽误及早治疗，不注重日常保健，肝脏反复损伤，加上部分乙肝“小三阳”存在病毒变异，诸多因素造成它比“大三阳”更易变成肝癌。

## 为何要高度警惕不恰当停用核苷类似物

现有的核苷(酸)类似物抗病毒药物只能长期抑制乙肝

病毒复制，很难彻底把体内病毒清除干净，一旦停药就很可能引起乙肝病毒重新活跃复制，导致肝功能异常，部分患者可能出现肝炎重型化。因此，用核苷类似物治疗的患者千万不要擅自停药。如确实需要停用核苷类似物治疗，也应定期检查肝功能（停药后的前 3 个月应每月检查 1 次肝功能，以后可每 3 个月检查 1 次肝功能），一旦出现肝功能明显异常，就应检测血清 HBV－DNA 水平，并重新进行抗病毒治疗。

## 乙肝治疗为何不能“只管降酶，不抗病毒”

在临床上常碰到慢性乙肝患者转氨酶升高，只给予保肝降酶治疗，结果治疗一段时间后复查转氨酶不降反升，最后还是进行抗病毒治疗才把转氨酶复常。但无论是 α－干扰素、聚乙二醇化干扰素，还是核苷类似物如拉米夫定、阿德福韦、恩替卡韦、替比夫定，不是对全部的患者都有很好的疗效。所以，尽管目前的抗病毒治疗的疗效不满意，但毕竟可以在一部分患者中获得较好的疗效，因此，如果患者适合进行抗病毒治疗，不要主观地排除抗病毒治疗方案，否则会失去治疗的时机。

## 抗病毒治疗发生耐药很可怕吗

首先要肯定的是，抗病毒治疗发生耐药是一种常见的现象，不值得恐慌。抗病毒药物拉米夫定在临床应用已有很长一段时间，证明具有肯定和明显的抗乙型肝炎病毒的治疗作用，但在看到拉米夫定的临床疗效的同时，我们也注意到了拉米夫定的一些局限性，这就是一部分患者在应用拉米夫定治疗后6 ～9 个月，出现 HBV - DNA 聚合酶的YMDD结构域的基因突变，从而产生耐药。每一个患者血清中的病毒都不是完全一样的，如果应用一种药物，不可能对于所有的病毒都有一样的效果。对于这种药物敏感的病毒就受到明显的抑制，但是对于这种药物如果不敏感，就不会受到明显的影响。因此，用药一段时间以后，药物敏感的病毒在病毒群中所占的比率就会逐渐下降；反之，不敏感的病毒在病毒群中所占的比率则会逐渐上升。很多患者特别是年轻患者因为对于是否出现变异和耐药十分担心，以至于排斥应用拉米夫定这一主要的抗肝炎病毒药物，从而使部分适合抗病毒治疗的患者失去了良好的治疗时机，这是不应该的。近几年随着越来越多口服核苷类似物的上市以及在临床上应用时间的积累，越来越多的患者开始关心药品的耐药性。其实耐药是所有口服抗病毒治疗药物的共性，但从病毒变异至耐药是一个逐渐形成的过程，是可以提前检测和预防的。只要患者能够在医师指导下用药，并且每3 个月到医院进行1 次检查，检测 HBV - DNA 和肝功能，医师会很容易地发现早期病毒变异。在医师的指导下调整治疗是完全能够解决病毒耐药问题的。更为可喜的是，现在已经有了可以对抗病毒变异的技术——病毒基因变异及其耐药检测技术，这是近年来国际上一种先进和全面的一种检测技术。通过做病毒基因变异检测，就能很清楚地知道患者体内的病毒是否发生了基因突变，具体是前 S、前C、X、P 四个区中哪个区发生了变异，变异原因是否和所用的药有关，是否对自己所吃的药物产生耐药，具体是哪种药物，从而根据检测结果，帮助临床医师分析疾病的个体差异、病情进展趋势和药物敏感性耐药性，制订个性化治疗方案，目前对此项检测技术的运用，可有效检测患者对抗病毒药物的耐受性，使患者的治疗花费少，更高效。

## 乙肝病毒/丙肝病毒合并感染的患者应怎样选择抗病毒治疗

对此类患者，应先应检测血清 HBV－DNA 和 HCV－RNA 滴度，确定是哪种病毒占优势，然后决定如何治疗。如患者 HBV－DNA≥$10^4$ 拷贝/ml，而 HCV－RNA 测不到，则应先治疗 HBV 感染。对 HBV－DNA 水平高且可检测到 HCV－RNA 者，应先用标准剂量聚乙二醇化干扰素(PegIFN)和利巴韦林治疗 3 个月，如 HBV－DNA 无应答或升高，则加用拉米夫定或恩替卡韦或阿德福韦治疗。

## 慢性乙肝患者抗病毒治疗结束后应如何规范随访

治疗结束后，不论有无治疗应答，停药后半年内至少每 2 个月检测 1 次血清 ALT、AST、胆红素、乙肝病毒(HBV)血清学标志和 HBV－DNA，以后每 3～6 个月检测 1 次，至少随访 12 个月。随访中如有病情变化，应及时处理并缩短随访间隔。对于持续 ALT 正常且 HBV－DNA 阴性者，建议每 6 个月进行 HBV－DNA、ALT、甲胎蛋白(AFP)和 B 超检查；对于 ALT 正常但 HBV－DNA 阳性者，建议每 3 个月检测 1 次 HBV－DNA 和 ALT，每 6 个月进行 AFP 和 B 超检查；如有必要，应作肝穿刺检查。对于慢性乙型肝炎、肝硬化患者，特别是原发性肝癌高危患者(40 岁以上，男性、嗜酒、肝功能不全或已有 AFP 增高)，应每 3～6 个月检测

AFP 和腹部 B 超(必要时作 CT 或 MRI),以早期发现原发性肝癌。对肝硬化患者还应每 1～2 年进行胃镜检查或上消化道 X 线钡剂造影,以观察有无食管胃底静脉曲张及其进展情况。

## 目前治疗肝纤维化的药物有哪些

在慢性肝病患者纤维化早期阶段进行抗纤维化治疗是防止或延缓向肝硬化进展的有效手段。目前临床上抗纤维化治疗不外乎西药和中成药两大类。

抗肝纤维化的西药目前应用较普遍的几种药物：① 氧化苦参碱：具有减轻肝脏炎症的作用,且可以抑制肝内胶原合成及有一定的抑制病毒作用,用法：肌内注射 600 mg,每日 1 次,3 个月为 1 个疗程;② 秋水仙碱、甘草甜素：具有抗炎、护肝、抗纤维化作用;水飞蓟宾(水飞蓟素)：可以有抗脂质过氧化和纤维形成的作用,其临床研究证实使用是安全有效的,但抗肝纤维化的效果会因人因病情而异。

抗肝纤维化的中成药主要有以下几种：① 冬虫夏草制剂：冬虫夏草可抑制总胶原及Ⅰ、Ⅲ型胶原在肝脏内沉积,使已经形成的胶原重新溶解、吸收;② 复方鳖甲软肝片：是目前国内唯一被国家食品药品监督管理局批准的抗肝纤维化药,对促进纤维化的贮脂细胞增殖具有明显抑制作用,可阻断或延缓肝纤维化进程。

## 乙肝患者抗病毒治疗可以替代抗肝纤维化治疗吗

肝纤维化是指肝细胞发生坏死及炎症刺激时,肝脏内纤维结缔组织异常增生的病理过程，纤维化是肝硬化的前期病变，是可逆的。目前的抗病毒治疗，虽然说可以在一定程度上抑制病毒复制水平，减轻炎症，但不等于也不可能代替抗纤维化治疗。最新科研成果证实，被激活的肝星状细胞是肝纤维化发生的中心环节，只有抑制肝星状细胞活化，才能阻止胶原纤维的生成与沉积，促进其降解，才能阻断肝纤维化，肝炎才有治愈的可能。抗肝脏炎症的药物与抗纤维化药物作用上有所不同，单纯的抗病毒药物需配合抗纤维化预防肝硬化药物来综合治疗，达到双管齐下的效果。

## 中药苦参碱有抗乙肝病毒作用吗

目前公认的具有抗病毒作用的中药主要是苦参碱（苦参素）。苦参碱是从苦豆子或苦参中提取的生物碱，主要成分是氧化苦参碱。已有较多的文献资料表明，苦参碱在体内确有抗乙肝病毒的作用。苦参碱抗病毒的作用机制主要体现为以下 6 个方面：

（1）苦参碱对乙肝病毒（HBV）基因表达有直接抑制作用，苦参碱可抑制细胞分泌乙肝 e 抗原（HBeAg）等。

（2）可诱导细胞内某些酶类的产生（如核酸内切酶），从而加强乙肝病毒基因产物的降解，降低肝脏分泌，溶解胶原纤维，逆转肝纤维化。

（3）抑制肝脏星状细胞增殖，促进金属基质酶的分泌，溶解胶原纤维，逆转肝纤维化。

（4）调控免疫，促进 NK 细胞活性，增高 CD4/CD8 的比值。

（5）改善肝细胞炎症，减少肝细胞死亡。

（6）促进淋巴细胞转化和骨髓中中性粒细胞的增殖、分化和成熟，改善骨髓造血功能，显著升高白细胞。不可否认的是，有部分患者在使用苦参碱后，有一定的比例发生血清转换，但实际的抗病毒能力有限，且反跳严重，因此不作为一线的抗病毒药物。

## 哪些人感染乙肝病毒后容易发生慢性化

目前认为除遗传因素和种族因素外，乙肝慢性化还与以下一些因素有关：

(1) 最初感染乙肝病毒时的患者年龄。新生儿感染乙肝病毒，90%～95%要成为慢性携带者；儿童期感染乙肝病毒后约 20%；成人感染乙肝病毒后约 10%。

(2) 无黄疸型肝炎患者比急性黄疸型肝炎患者容易发展为慢性。这与无黄疸型肝炎患者可能早期延误诊断和不能得到及时休息有一定关系。

(3) 免疫功能低下者。如肾移植、肿瘤、白血病、艾滋病、血液透析患者感染乙肝病毒后常易演变为慢性肝炎。乙肝发病的急性期使用肾上腺糖皮质激素等免疫抑制剂治疗者，常能破坏患者体内的免疫平衡，也容易使急性肝炎转变为慢性。

(4) 既往有其他肝炎或肝病史者，或有并发症者，再感染乙肝病毒时不仅容易急转慢，而且预后较差。

(5) 其他因素。如急性期的肝炎患者过度劳累、酗酒、性生活过度、吸毒、应用损害肝脏的药物、营养不良、有其他病原微生物的严重感染或滥用药品等均可由急性转为慢性。

## 什么叫肝源性糖尿病？ 怎样治疗

肝源性糖尿病是指继发于肝实质损害的糖尿病，临床表现以高血糖，葡萄糖耐量减低为特征。我国肝源性糖尿病多继发于慢性肝炎、肝硬化。有研究资料显示，约有80%的慢性肝病患者存在糖耐量异常，国内报道的丙型肝炎糖尿病发病率为27.6%，而乙型肝炎患者中患糖尿病的概率要小得多，为9%～16%，正常人群糖尿病发生率仅为0.6%。肝源性糖尿病的发病机制主要是与糖原合成减少、胰岛素利用不足，影响糖的利用和转化有关，由此造成血糖的升高。临床上表现为以空腹血糖正常或轻度升高，而餐后血糖明显升高为特征。为与2型糖尿病鉴别，可用胰岛素释放试验和C肽释放试验。肝源性糖尿病患者的临床表现典型的"三多"症状多不明显，往往被慢性肝病症状(如乏力、纳差、腹胀、脾大、黄疸及腹腔积液等)所掩盖，极少发生酮症酸中毒等并发症。因此，慢性肝病病程在1年以上者要定期做血糖检测，肝硬化患者也要在每次复查时对血糖进行检测。

针对肝源性糖尿病的治疗，要兼顾肝损害和糖尿病两个方面：① 肝病本身的治疗，随着肝病好转、肝源性糖尿病往往相应好转。② 饮食控制是最为重要的基础治疗，即强调少量多餐、少吃高糖、高脂食物，可多吃一些新鲜蔬菜和低糖水果，增加蛋白质、维生素和纤维素的摄入。③ 原则上禁用口服降糖药，中度以上的肝源性糖尿病需予以药物治疗，可尽早给予胰岛素治疗以控制血糖水平。

## 为什么慢性乙型肝炎患者不可忽视牙龈出血

一旦肝病患者出现了口腔疾病，特别是慢性乙肝患者出现牙龈出血，一定要及时进行治疗，控制病情的发展。不要由于一时疏忽而错过了治疗的最佳时期。肝炎可引起轻度的白细胞及血小板减少，近年来还发现可引起全血细胞减少和再生障碍性贫血。因此，如发现原因不明的贫血患者，还应考虑其是否有患肝炎的可能。肝病的出血除了口腔的牙龈出血外，往往还可出现全身其他部位的出血和异常，如关节出血肿胀，皮肤破口后不易止血，以及全身可出现出血点等。另外，化验可查出凝血时间延长、血小板降低等。

## 为什么不明原因的转氨酶升高要警惕脂肪肝

转氨酶升高最常见的原因是病毒性肝炎，酒精性、药物性、免疫性、遗传性或代谢性肝病等。多数患者通过病史、体检和一系列化验可确定肝病病因，但仍有一部分肝功能异常不能通过常规检查得到解释。当病因不能通过常规方法确定时，肝穿刺检查当然成为首选。长期转氨酶轻度升高，无明显饮酒或酗酒史，无症状或有非特异性症状，没有慢性肝病的特征；实验室检查可见血清转氨酶比正常上限高 2～3 倍，其余肝功能指标正常或接近正常；HBsAg、抗-HCV、抗线粒体抗体阴性；抗核抗体≤1/320；血浆铜蓝蛋白、$\alpha_1$-抗胰蛋白酶、转铁蛋白饱和度正常；超声检查可见右上腹部肝区高回声；腹部 CT 检查显示肝脏密度较脾脏低，通常为弥漫性，对于这样不明原因的转氨酶升高者，要警惕是非酒精性脂肪肝造成的。

# 乙型肝炎患者
# 的
# 生活保健

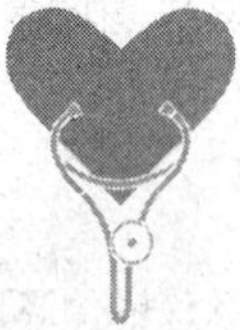

姓名 Name ________ 性别 Sex ____ 年龄 Age ____

住址 Address ________________

电话 Tel ________________

住院号 Hospitalization Number ________________

X 光号 X-ray Number ________________

CT 或 MRI 号 CT or MRI Number ________________

药物过敏史 History of Drug Allergy ________________

## 乙肝病毒携带者母亲能生育吗

既往的流行病学资料显示，乙肝表面抗原(HBsAg)阳性的母亲，其新生儿感染乙肝病毒的机会较 HBsAg 阴性母亲的新生儿感染乙肝病毒的机会高出 10 倍。因此，如果女方是“小三阳”即 HBsAg 阳性和抗 HBe 阳性、HBeAg 阴性，可以生育；如果是“大三阳”HBsAg、HBeAg 均为阳性，说明其血液感染性强，有可能通过母婴传播的途径感染新生儿，所以乙肝“大三阳”母亲生育需要采取一定措施以阻断母婴传播途径，具体措施是在新生儿出生 24 小时内注射乙肝疫苗及特异性高效价免疫球蛋白。对于乙肝表面抗原阳性的孕产妇来说，只要经过了正确的联合免疫阻断，它的成功率可以达到 90%左右，换句话说，也就是说所生育的小孩 90%是正常的。

## 乙肝病毒携带者和恋人接吻会不会传染给对方

因乙肝患者的唾液中可以查到乙肝表面抗原(HBsAg)，所以在和恋人接吻时由于口腔黏膜破损造成乙肝传播的可能性还是存在的，但由于唾液中乙肝病毒含量极少，相比血液中的含量来说，是微乎其微，所以感染乙肝的概率极低，而且成人感染乙肝 95%可以自愈，所以，该传播途径至今仍不能被证实。因为夫妻之间不可能一点儿也不接触，所以家庭隔离是不可能达到的。预防的最好办法仍然是给尚未感染乙肝病毒的正常人注射全程的乙肝疫苗。因此，婚前检查及时发现乙肝患者，配偶注射乙肝疫苗是最好的预防方法。注射乙肝疫苗后一定要检查有无乙肝表面抗体产生，只要体内产生乙肝表面抗体，密切接触乙肝患者也不会被感染。我们经常发现，乙肝患者的配偶反而很少被乙肝病毒感染，多数产生了乙肝病毒的抗体。

## 乙肝孕妇是否需要选择剖宫产以减少在自然分娩中宝宝感染乙肝的机会

有些人认为，乙肝病毒携带者的孕妇如选择剖宫产可以避免新生儿在产道摄入母血、羊水和阴道分泌物，因此选择剖宫产。其实这种认识是不正确的。剖宫产和自然分娩这两种生产方式，谈不上哪一种比另一种更安全，或更容易引起传染。剖宫产也会使胎儿接触大量母血，对预防胎儿感染的作用不大。以往的临床研究也表明，剖宫产并不能降低母婴传播概率。乙肝孕妇选择分娩方式时，应根据个人的身体条件、胎儿的情况、专科医师的意见和个人主观愿望相结合，才是最理智的选择。在分娩时要注意的是：①与其他产妇隔离；②尽量避免过度劳累；③防止产程延长，造成胎儿窘迫，羊水吸入，软产道裂伤等；④产后要加强子宫收缩，以防产后出血。

## 患乙肝的母亲能给婴儿哺乳吗

据以往统计资料表明，乙肝表面抗原阳性的母亲其新生儿在1年内成为乙肝表面抗原阳性者可达50%～70%；如果母亲乙肝e抗原也是阳性，则新生儿成为乙肝表面抗原阳性者可达80%～100%。对慢性乙肝和乙肝病毒携带者，多数研究发现母乳喂养并不增加婴儿乙肝感染率，推测其原因可能是：尽管乙肝病毒携带者乳汁中可能有乙肝病毒，但其水平很低，含量远远低于血液中的浓度，因为病毒量越低越易被机体清除，奶瓶喂养和母乳喂养的乙肝病毒传播率并无明显差别；相反，母乳喂养的乙肝病毒清除率要高于奶瓶喂养，也许与母乳喂养婴儿获得抵抗力有关，因此，乙肝表面抗原阳性携带者母亲提倡母乳喂养。目前对于乙肝表面抗原阳性者生育的婴儿出生后 24～48 小时内，实施乙肝疫苗和高效价乙肝免疫球蛋白预防注射防护，基本上能避免通过哺乳染上乙肝病毒，由此又加上一层防护措施。但是应该注意：妈妈在乙肝急性期应停止母乳喂养，如果乙肝病毒复制指标（如 HBV－DNA 等）呈阳性，则不宜用母乳喂养；如果发现乳房或乳头有损伤，则应暂停哺乳，因为乙肝病毒是通过血液传播的，假如母亲的乳头有损伤，哪怕只有微量的血液流到婴儿的口腔，都能把乙肝病毒，输进婴儿的体内，导致婴儿的感染。



## 乙肝病毒携带者的家庭成员应注意什么

乙肝病毒感染有家族聚集的倾向，家庭内的传播危险性与接触时间、密切程度、社会风俗、生活习惯甚至文化教养程度有关。由于乙肝病毒可以通过血液、尿液、汗液、唾液、精液和乳汁等污染周围环境，传染健康人，因此在家庭中应尽量避免并阻断上述传播途径，注意对上述分泌物进行适当消毒和隔离。家中每个人都要注意个人卫生，食具、牙具、修面用具及其他盥洗用品要分开。多人一起就餐时，要使用公筷公勺，将食物取放在自己的碗碟中食用；或采用分食制，每人 1 份；家庭用具和食具要经常消毒。其实最积极主动的办法，也是最有效的预防办法是给尚未感染乙肝病毒的家庭成员注射全程的乙肝疫苗，使其产生对乙肝的抵抗力，这时即便接触到乙肝病毒也不会被传染了。另外，要注意经常锻炼身体，增强抵抗力。当抵抗力强的时候，即使感染了乙肝病毒，身体免疫系统也可以很快将病毒消灭。所以，加强体育锻炼，提高身体素质是也是抵御疾病的基本方法。

## 乙肝病毒携带的妇女能怀孕吗？采取什么措施才能阻断乙肝病毒的母婴传播

我国是乙肝高发地区，被乙肝病毒感染的人群高达10%左右。根据临床观察，乙肝表面抗原(HBsAg)阳性和乙肝 e 抗原(HBeAg)阳性的妇女怀孕，所生婴儿乙肝病毒的感染率可高达 88.1%，其中 5%是在子宫内受到乙肝病毒感染，其余大多数是在围产期吸入母血、羊水或阴道分泌物受到感染。单项乙肝表面抗原阳性者所生婴儿乙肝病毒的感染率为 38%。而且婴儿一旦感染乙肝病毒，他们中85%～90%会发展成慢性乙肝病毒携带状态，其中 25%于成年后将发展成肝硬化和肝癌。因此，阻断乙肝病毒的母婴传播是非常重要的，这对于保证下一代的健康有重要意义。早在 20 世纪 70～80 年代，发达国家就已应用乙肝免疫球蛋白阻断乙肝病毒的母婴传播，起到了很好的效果，使人群中乙肝病毒携带者大为减少。我国自 20 世纪 80 年代起，临床上也已应用乙肝免疫球蛋白。据临床研究，对乙肝表面抗原阳性孕妇从怀孕 20 周起多次肌内注射乙肝免疫球蛋白，新生儿出生时乙肝表面抗原均未检出阳性，其机制是怀孕20周起胎盘有主动从母体转输IgG抗体给胎儿的功能。对于携带乙肝病毒的育龄妇女目前有这么多的保护措施，而且也有针对子女的防护手段，所以乙肝病毒携带的育龄妇女理所当然可以选择自己拥有的生育权。

## 患有乙肝的育龄妇女选择何时怀孕最佳

对于急性乙肝患者，经过适当治疗和合理调养，数月即可痊愈，检查肝功能恢复正常，乙肝病毒抗原指标都已转阴，再休养一段时间，体力完全恢复，即可怀孕。对于慢性乙肝患者，应该首先搞清病情的轻重程度，再决定是否怀孕。如果患者属于乙肝病毒携带者，长期随访检查肝功能系列始终正常，B超检查不提示肝硬化，可以考虑怀孕。如果B超检查发现肝炎已经发展到肝硬化程度，最好不要怀孕。如果患者乙肝炎症正处于活动阶段，检查肝功能异常，自觉疲乏、食欲不振、腹胀等，这时应该避免怀孕，肝脏炎症活动阶段怀孕，身体负担加大，肝脏要完成更多的工作，肝炎不易恢复，反而容易导致重型肝炎，危及孕妇生命，另外，对于胎儿的发育生长也不利。因此活动期的乙肝患者，应该首先接受正规的治疗，包括抗病毒和免疫调节治疗等。正在用药期间，不适合怀孕，且这些药物可能对胎儿发育不利。待肝功能恢复正常半年以上，怀孕较为安全，这样对于母子均有利。

## 乙肝表面抗原阳性者如何正确对待恋爱婚姻问题

男大当婚，女大当嫁，是人之常情。我国有1亿多人乙肝表面抗原(HBsAg)阳性,大部分为青年人,常常为恋爱、婚姻、生育等问题而烦恼,经常向医师提出咨询。那么HBsAg阳性者应如何正确对待恋爱婚姻问题呢?为了减少乙肝病毒的传播,为了优生优育,应慎重区别对待。如果是单纯的HBsAg阳性,而HBeAg和HBV-DNA阴性的患者传染性较小,可以结婚;HBsAg阳性、HBeAg和(或)HBV-DNA阳性,尤其伴有肝功能异常的患者,提示肝脏处于急性炎症期或慢性炎症活动期,传染性较强,其血液、唾液、精液或阴道分泌物、乳汁、尿液均可能具有传染性,不宜马上结婚,待过了急性期或活动期,各项指标改善后再考虑结婚;慢性迁延型肝炎虽病情较轻,但也应积极治疗,待病情痊愈后再考虑结婚,而且结婚前对方也应体检,化验结果血中如果有保护性抗体乙肝表面抗体(抗HBs),则可以结婚,如果抗HBs阴性,应尽快注射乙肝疫苗,待产生足够抗体后可以结婚,婚后暂时不宜怀孕,应采取避孕措施。



## 接触乙肝病毒后被感染的概率有多大

曾经有研究调查过医院的门把手、公共汽车的扶手、公共电话表面、计算机键盘等公共用品乙肝病毒含量,结果表明,大部分公共用品表面带有乙肝病毒。可见,人们除非时时刻刻将自己严严实实包裹起来,否则都会有机会接触到乙肝病毒。在中国超过一半的人一生中曾经感染过乙肝,感染后并不一定成为携带者,感染后是否成为携带者要视不同年龄群体甚至不同个人的免疫力而定。根据美国乙肝基金会调查,围生期婴幼儿感染后成为携带者的概率是90%;儿童感染后成为携带者的概率是50%;成年人感染后成为携带者的概率不到6%。能不能做到不被感染?这是非常可能的，目前我国强制实施的计划免疫措施就是最好的保证。新生儿接种乙肝疫苗后几乎都可以产生乙肝表面抗体，这种抗体存在，即便是接触到乙肝病毒也可以高枕无忧了。其他人员积极接种疫苗同样有好处，没有被感染过的人员一经疫苗接种产生相应抗体，也可以受到保护了。假如没有接种乙肝疫苗，体内没有保护性抗体形成，感染乙肝病毒的机会和概率就相当大了。被乙肝病毒污染的食物，进入有黏膜破损的消化道是会引起传染的。而且要是携带者和易感者都有口腔溃疡的话，被血液污染的唾液进入破损的口腔消化道黏膜更会引起传染，这种可能性不低，调查表明74%的中国人都患有龋齿、牙龈炎、牙周疾病或口腔溃疡。所以说，乙肝病毒是普遍存在的，每个人都面临着感染的可能。一般来说，接触到病毒概率100%，被病毒感染概率50%，感染后成为携带者概率6%，成为乙肝患者概率1%。

## 目前乙肝感染率比以前有所下降吗

中国曾是乙肝高感染率的国家，1992年全国血清流行病学调查人群乙肝病毒感染率达60%，表面抗原携带率为9.75%，全国乙肝病毒携带者约为1.2亿人。在“预防为主”的卫生工作方针指引下，卫生部门针对乙肝高流行问题，不断加强乙肝的防治工作，制定防治规划，采取综合措施，控制乙肝的流行与传播。中国乙肝疫苗接种率逐年提高，2009年报告数据显示，新生儿乙肝疫苗全程接种率达到98%，乙肝疫苗首针及时接种率达到88%。2006年卫生部组织开展的乙肝血清流行病学调查显示，中国人群乙肝表面抗原（HBsAg）携带率已经低于8%，5

岁以下人群HBsAg携带率已经低于1%，充分说明中国目前乙肝实际感染率水平已经下降到很低水平。根据2006年HBsAg携带率和乙肝病毒(HBV)流行率调查数据计算，1992年以来中国感染乙肝病毒的人数减少近8 000万人，HBsAg携带者减少1 900万人，控制乙肝工作取得了非常显著的成效。

## 慢性乙肝患者出现心理障碍有哪些原因

(1) 由于认知的误区，认为慢性乙肝必然发展成肝硬化、肝癌，加上工作、经济、家庭等负担，使患者出现难以自控的强迫、恐惧、焦虑症状。

(2) 慢性乙肝病程长，中途易复发和加重病情，同时担心自己的健康状况被周围的人知晓，整日疑神疑鬼，惶惶不可终日，对生活、交际出现自闭情绪，严重者甚至患上"社交恐惧综合征"。

(3) 反复住院及生活质量下降，使他们产生孤独、脾气怪异乃至精神症状，如遇重症患者死亡，会导致患者出现偏执、敌对情绪。

## 慢性乙肝患者如何调整心态

乙肝患者可从以下几个方面着手进行自我心理调节：

(1) 要正确对待疾病。首先要了解乙肝相关的医学知识，知道乙肝并非绝症，完全不用灰心。要以坦然的心态，从容对待乙肝，千万不要背上思想包袱。

(2) 治疗宜早，疗程要足，服药要规律。听从医师的，勿以为久病成良医，想当然自行治疗，再加上不注意保养，于是病情复发，屡治屡愈，屡愈屡发，终成慢性，迁延难愈，痛苦一生。

(3) 病后虚弱宜科学进补，适量运动，避免疲劳，如违反科学进补，过度运动消耗，结果必然适得其反。

(4) 注意保持心情愉快，重视心理治疗，一旦出现心理问题，应及时去专科医院做心理治疗。

## 慢性乙肝患者如何保证睡眠

据统计50%乙肝患者都有失眠，包括入睡和维持障碍两个部分。其中约80%乙肝患者的失眠与负性情绪相关。失眠的因素包括主观因素和客观因素：主观因素如焦虑、抑郁情绪，家属的态度，经济负担，社会支持，人格支持等；客观因素如疾病本身因素如腹腔积液导致腹胀、肝区疼痛、乏力，还有住院患者医院新环境适应等。乙肝患者要学会"睡好觉"，以减轻睡眠障碍导致的负面影响。具体说来，乙肝患者的休息可以从以下几个方面做起：

(1) 床铺要舒适，卧室保持安静，环境清洁，温度适宜。

(2) 生活习惯规律，按时上床休息，不要养成熬夜的不良习惯。

(3) 入睡前不要吃得过饱，不要吃过多的辛辣、刺激性的食物。不要喝茶、咖啡等兴奋剂。

(4) 睡前用热水洗脚，有助入眠。

(5) 睡前不要思考问题，不要去想一些令人头痛的事，不要阅读或观看过于精彩、令人兴奋的小说、电影、电视。

(6) 适度的放松运动对于睡眠也很有帮助，累了以后容易入睡的道理大家都懂。

## 为什么乙肝患者应警惕抑郁症

乙肝在我国是一种普遍存在的传染性疾病，很多乙肝感染者因无法承受多方面的压力或自我否定、悲观等，使抑郁和焦虑等负性情绪成为乙肝感染者普遍存在的问题。其根本原因是错误夸大乙肝的传播性和危害性，导致很多人对乙肝感染者恐惧和不理解，正是由于社会因素和心理因素，给乙肝感染者在生活中带来很多负面影响。因此，对乙肝人群进行针对性的心理治疗和干预，这将有助于乙肝患者恢复身体。乙肝患者常常表现为情绪低落、疲乏、睡眠障碍、压抑、焦躁不安、精神不集中、悲观失望、全身某一部位或多处不定位不定时地疼痛(肝区痛常见)、食欲下降伴有腹疼、便秘、腹泻等，出现这些症状的主要原因除了病理性的外，很大程度上受到抑郁和焦虑的影响。抑郁症所引起的郁闷、乏力、厌食、身体疼痛或不适甚至厌世是比较普遍的现象。一般来讲，对于轻度抑郁或焦虑的乙肝患者，在积极治疗原发病的同时，适当进行心理治疗，可减缓患者的心理压力，改善症状，减少甚至不用抗抑郁症药物治疗。主要劝导患者正确认识肝炎发病规律和疾病的可治性，详细讲解病情恢复的进程和注意事项，纠正患者的一些错误认识，帮助其树立战胜疾病的信心和勇气。同时要积极落实各种乙肝防治措施，大力研究根治方法，积极接种乙肝疫苗，并普及乙肝的危害和传播常识，消除人们的顾虑，消除乙肝歧视，才能从根本上减少乙肝感染者的压力，到时抑郁将不治而愈。

## 得了肝炎应休息多长时间才能恢复工作

急性肝炎一般需要休息 1 个月，查肝功能 2 次正常后，才可恢复工作。刚恢复工作时，应避免重体力劳动，最好不要上夜班和额外加班，肝功能正常半年后可恢复正常工作。慢性肝炎复发的患者在肝功能异常期间，应注意休息，肝功能 2 次正常后才能恢复轻工作，肝功能稳定正常半年以上，可恢复正常工作。重型肝炎患者的休息时间要比一般肝炎患者增加 1 倍。慢性肝炎和重型肝炎患者在恢复后还应定期复查肝功能及乙肝病毒量的动态变化。

# 乙型肝炎
的
# 预防保健

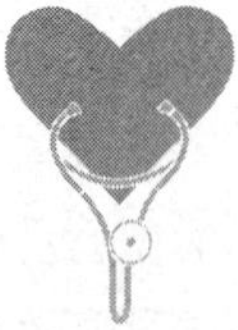

姓名 Name ____________ 性别 Sex ______ 年龄 Age

住址 Address ____________________

电话 Tel ____________________

住院号 Hospitalization Number ____________________

X 光号 X-ray Number

CT 或 MRI 号 CT or MRI Number ____________________

药物过敏史 History of Drug Allergy ____________________

## 如何预防乙型肝炎

众所周知，乙肝是一种复杂的、难治的、隐形的慢性传染性疾病，其防治不容忽视。现实生活中，我们既要以正确的态度对待疾病，不要心存恐惧，又要密切防病治病。预防乙肝主要是采用疫苗接种和切断传播途径为重点的综合性措施。

首先，日常生活上的措施。乙肝病毒以血液途径传播最为重要，“大三阳”乙肝病毒携带者每毫升血中含有 1 000 万至几亿个成熟乙肝病毒颗粒，极微量的血液进入皮肤黏膜的破口，就可造成感染。另外，月经血、阴道分泌物和精液均是重要的传染源，在性生活中常能通过生殖黏膜破损而感染性伙伴。在乳汁、唾液中虽然有乙肝病毒存在，但造成感染的可能性并不大，故不把它们作为主要传播途径。所以，在生活上最主要的措施是预防血传播及性传播。

其次是注射乙肝疫苗。经过多年乙型肝炎疫苗免疫实践，目前中国乙肝人群感染明显下降，证明疫苗预防手段是十分有效的。

## 乙肝发病的常见诱因有哪些

慢性乙肝之所以反复发作，是因为目前手段下无法清除患者体内乙肝病毒，患者体内的乙肝病毒持续存在并不断复制繁殖。在疲劳、创伤、精神刺激及药物毒性作用的情况下，由于机体抵抗力降低，病毒便重新活跃起来进行复制与繁殖。当病毒复制增加到一定程度时，即会激起体内强烈的免疫反应，破坏被感染的肝细胞，出现临床症状，如血清 ALT 增高、黄疸等。我们发现在生活中以下几种情况经常出现，可能会导致患者机体免疫调控系统失常，促使乙型肝炎的复发：① 过度劳累：这是乙肝发病的主要诱因。因为过度劳累，会使机体长期处于超负荷状态，导致机体抵抗力下降而发病；② 受寒：比如感冒就能使体内防御疾病能力下降，潜伏在人体的乙肝病毒得到了繁殖的机会；③ 营养不良：如偏食、大量抽烟、酗酒等，使身体抵抗力减弱，尤其是酗酒可直接损害肝细胞。此外，严重的睡眠不足、饮食不规律、精神抑郁、房事不节制等，也都是乙肝的发病诱因。

## 慢性乙肝患者的定期复查有时间规定吗

根据我国 2010 年乙肝防治指南，乙肝患者治疗结束后，专家建议停药后半年内至少每 2 个月检测 1 次 ALT、AST、血清胆红素（必要时）、HBV 血清学标志和 HBV-DNA，以后每 3～6 个月检测 1 次，至少随访 12 个月。随访中如有病情变化，应缩短随访间隔。对于持续 ALT 正常且 HBV-DNA 阴性者，建议至少每 6 个月进行 HBV-DNA、ALT、AFP 和 B 超检查。对于 ALT 正常但 HBV-DNA 阳性者，建议每 3 个月检测 1 次 HBV-DNA 和 ALT，每 6 个月进行 AFP 和 B 超检查；必要时应做肝穿刺组织学检查。对于慢性乙肝、肝硬化患者，特别是肝癌高危患者(40 岁以上，男性、嗜酒、肝功能不全或已有 AFP 增高者)，应每 3～6 个月检测 AFP 和 B 超检查(必要时做 CT 或 MRI)，以早期发现原发性肝癌。对肝硬化患者还应每 1～2 年进行胃镜检查或上消化道 X 线钡剂造影，以观察有无食管胃底静脉曲张及其进展情况。

## 怎样预防乙肝发展成为肝硬化

乙肝发展成为肝硬化的原因是肝细胞持续损伤。肝细胞发生炎症坏死后，正常的肝组织再生功能就会再生出一些纤维，肝脏内不断地再生纤维，这些纤维取代了大部分的肝组织，而它们又没有正常肝细胞的功能，肝脏变得又硬又小，这就形成了肝硬化。因此，预防乙肝患者发展成为肝硬化的关键在于阻断肝细胞的损伤。肝功能异常就是肝细胞坏死的标志，因此，乙型肝炎患者一定要定期检查肝功能，一旦发现肝功能异常就要及时到正规医疗机构治疗。另外，中药中的一些活血化瘀药（丹参等）、滋补药（冬虫夏草、鳖甲等）均有软化肝脏，减少肝内纤维生成的作用。

## 乙肝患者如何预防肝癌

乙型肝炎和丙型肝炎都是肝癌的主要发病原因之一，在我国以乙肝为主。肝炎到肝纤维化、肝硬化直至进展为肝癌，这样一个发展过程是比较长的时间段，所以我们要积极采取一些措施预防肝癌发生，具体措施有以下几条：① 早期正规抗病毒治疗，调节机体免疫功能；② 阻断肝细胞的不断坏死，保护肝功能；③ 定期复查肝癌的血清学指标如甲胎蛋白（AFP）和进行 B 超检查，必要时做肝脏增强 CT 扫描；④ 保持心情舒畅，了解有关疾病知识，正确对待自身肝炎疾病。

## 何谓甲胎蛋白？乙肝患者应多长时间检查甲胎蛋白

甲胎蛋白是一种糖蛋白，英文缩写为 AFP。正常情况下，这种蛋白主要来自胚胎的肝细胞，胎儿出生约 2 周后甲胎蛋白从血液中消失，因此正常人血清中甲胎蛋白的含量几乎检测不出。AFP 明显增高见于肝细胞性肝癌和畸胎瘤，目前临床上已作为诊断原发性肝癌的特异性临床指标之一。在成人 AFP 可以在大约 80%的肝癌患者血清中升高，在生殖细胞肿瘤出现 AFP 阳性率为 50%。在其他肠胃道肿瘤（如胰腺癌）或肺癌及肝硬化等患者亦可出现不同程度的升高。过去一直认为 AFP 是诊断原发性肝癌的特异性肿瘤标志物，具有确立诊断、早期诊断、鉴别诊断的作用。近年大量的临床却发现，部分肝硬化患者会长期出现 AFP 达到上千，但多年都没有肝癌的迹象；同时发现约 20%的晚期肝癌患者，直至病故前，AFP 仍不超过 10。一般认为，30 岁以下的人患肝癌的机会较少，半年查 1 次即可，当然，有症状时就不能等半年了，要立即检查。30 岁以上的人需 3 个月或 4 个月检查 1 次。许多患者会问，为什么要查得这么勤呢？这是有道理的。30 岁以上的人患肝癌的机会增大，而肝癌体积增大 1 倍的时间是 3 个月左右。在肝癌超早期 AFP 明显升高，但 B 超、CT、磁共振成像（MRI）却无法检查到肿块，3 个月后就可能在 B 超、CT、MRI 检查中发现肿块，这时手术切除是可以治愈的，故而以 3 个月检查 1 次为最好。如果 AFP 升高幅度不超过正常值 2 倍，既不要恐惧到惶惶不可终日，也不能不当一回事，以免失去早期治疗的机会。

## 如何阻断乙肝病毒宫内感染

我国乙型肝炎发生率高，其中40%～50%由母婴传播。单用乙肝疫苗阻断母婴传播的阻断率为87.8%，母婴传播对孩子的危害最大的就是导致孩子终身携带病毒，难以有效根治。很多乙肝患者怀孕后不想让孩子感染乙肝病毒，急切寻找乙肝母婴阻断的方法。要阻断乙肝母婴传播也并非不可能的，只要按照科学的方法，循序渐进按部就班地做，就能成功阻断母婴传播。那么目前乙肝母婴阻断的方法有哪些呢？阻断措施目前主要有：① 孕妇孕晚期注射乙肝免疫球蛋白(HBIG)；② 婴儿主动与被动联合免疫预防；③ 孕晚期联合使用HBIG、乙肝疫苗和左旋咪唑涂布剂联合两者治疗；④ 孕晚期使用拉米夫定降低HBV-DNA水平，为了减少新生儿产前在宫内受HBV感染，提高乙肝疫苗接种后的效果。近年来，有学者进行了阻断肝炎病毒宫内传播的初步研究。选择HBV无症状携带者204例，随机分为两组，实验组临产前3个月每月注射1次乙肝免疫球蛋白，每次200 IU，不注射者作对照。在孕妇分娩后新生儿出生时分别抽血做血清学检测。结果显示，乙肝免疫球蛋白组和对照组所生新生儿宫内感染率分别为5.7%和14.7%，提示产前多次肌内注射乙肝免疫球蛋白可减少新生儿宫内感染。

## 什么是乙肝疫苗？有几种

乙肝疫苗是用于预防乙肝的特殊药物，疫苗接种后，可刺激免疫系统产生保护性抗体，这种抗体存在于人的体液之中，乙肝病毒一旦出现，抗体会立即作用，将其清除，阻止感染，并不会伤害肝脏正常细胞，从而使人体对乙肝具有免疫力。

乙肝疫苗分为两类：一类是“血源乙型肝炎疫苗”，其制作方法是，利用曾经患过乙肝但已痊愈且已产生了抵抗力(抗体)的人的血液，并通过人为的方法使它增强对抵抗乙型肝炎的能力；另一类是“乙肝基因工程疫苗”。国内基因工程疫苗主要有两种：重组(CHO 细胞)乙肝疫苗和重组酵母乙肝疫苗。重组(CHO 细胞)乙肝疫苗系用基因工程技术将乙肝表面抗原基因片段重组到中国仓鼠卵巢细胞(CHO)内，通过对细胞培养增殖，增殖分泌乙肝表面抗原(HBsAg)于培养液中，经纯化加佐剂氢氧化铝后制成。重组酵母乙肝疫苗系采用现代生物技术将乙肝病毒表达表面抗原的基因进行质粒构建，克隆进入啤酒酵母菌中，通过培养这种重组酵母菌来表达乙肝表面抗原亚单位。这种乙肝表面抗原亚单位具有原料易得、产量大、安全、高效等特点。重组酵母乙肝疫苗能预防所有已知亚型的乙肝病毒的感染。

基因工程乙肝疫苗的最大优点是采用合成的方法制备，不含血液成分，不会导致血液传播疾病的发生。血源乙肝疫苗已逐步停止应用。

## 注射基因工程乙肝疫苗对人体有其他危害吗

基因工程乙肝疫苗(酵母重组)的有效成分来自能表达乙肝表面抗原的酵母工程菌，几千年来，人类利用啤酒酵母生产啤酒的历史表明啤酒酵母是非常安全的。所以选择酵母这种宿主是因为酵母菌较其他宿主有更高的安全性和稳定性。这种酵母工程菌源自于啤酒酵母菌，疫苗生产中所用的原辅材料对人体无害，由于采用了先进的纯化技术，按默克工艺生产的基因工程乙肝疫苗抗原蛋白的纯度在99%以上，基因工程乙肝疫苗（酵母重组）中酵母DNA含量极低，并且该DNA无法在哺乳动物细胞中整合表达。从实际接种后所反映情况看，基因工程乙肝疫苗（酵母重组）是非常安全的。在我国基因工程乙肝疫苗已使用1 500万人份以上，如此大规模接种，尚未出现严重不良反应报道。

## 为何要接种乙肝疫苗

乙肝是一种传染性很强、危害很大的疾病，我国是乙型肝炎高流行地区，全国乙肝病毒表面抗原携带者超1亿人。乙肝疫苗能预防乙肝的原理简单地说就是：乙肝疫苗其实就是制备乙肝病毒表面的某些有效蛋白，这些蛋白接种人体后，免疫细胞会产生“特异性武器”（抗体）来对抗乙肝病毒，而被接种者本身不会被感染。当人体接触乙肝病毒的时候，这种机体内产生的抗体“特异性武器”就会立即“开火”，清除病毒，抵御感染。这样人体获得预防乙肝的免疫力，达到预防乙肝的目的。现在健康的人群都要注射乙肝疫苗来预防乙肝。新生儿一出生就规定接种乙肝疫苗，基本可以确保将来不得乙肝。肝硬化、肝癌多从乙肝发展而来，疫苗成功预防乙肝，减少乙肝发病概率，实际上就是预防肝硬化和肝癌的第一针。

## 什么样的人群应尽早接种乙肝疫苗

我国属乙肝病毒(HBV)感染高流行区，一般人群的乙肝表面抗原(HBsAg)阳性率为9.09%，流行病学调查发现接种与未接种乙肝疫苗人群的HBsAg阳性率分别为4.51%和9.51%，由此可见，接种乙肝疫苗是预防HBV感染的最有效方法。乙肝疫苗的接种对象主要是新生儿，其次为婴幼儿，15岁以下未免疫人群和高危职业人群，如医务人员、经常接触血液的人员、托幼机构工作人员、器官移植患者、经常接受输血或血液制品者、免疫功能低下者、易发生外伤者、HBsAg阳性者的家庭成员、男性同性恋或有多个性伴侣和静脉内注射毒品者等。

## 哪些情况不宜进行疫苗接种

注射乙肝疫苗对于预防乙肝病毒固然相当重要，可在下列情况下接种乙肝疫苗是不安全的，权衡利弊，建议暂缓接种疫苗。

(1) 有免疫缺陷或正进行免疫抑制剂(如肾上腺皮质激素、放射疗法、抗代谢化学疗法)治疗的患者。

(2) 有急性传染病接触史和处于急性传染病恢复期的患者。

(3) 有慢性心脏病、肾脏病、肝病、脑发育不全或有惊厥史的患者，曾患荨麻疹、喘息等过敏性疾病的患者。

(4) 严重营养不良与佝偻病儿不宜接种。

(5) 在接种的部位有严重皮炎、牛皮癣、湿疹及化脓性皮肤病的儿童应治愈这些病后再接种。

(6) 一般感冒、轻度低热等一般性疾病视情况可暂缓接种。

(7) 过敏体质,经常患荨麻疹、喘息等过敏性疾病的孩子,不宜打预防针,否则可能产生变态(过敏)反应。

(8) 怀孕期间、喂奶期及月经期间应延迟接种某些乙肝疫苗。

## 乙肝疫苗有几种剂量?各适用于哪些人

当前我国生产的乙肝病毒基因重组疫苗有5 μg/支,适于儿童使用;10 μg/支、20 μg/支,适于青年、成年人使用。在一定剂量范围内,疫苗剂量越大,免疫后乙肝表面抗体(抗 HBs)的阳转率越高,抗 HBs 在血液中的水平越高,使全程免疫后对人体保护效期加长。

## 乙肝疫苗接种的流程是什么

乙肝"三对半"检查均为阴性,转氨酶正常者,可以给予基因工程乙肝疫苗 1 支肌内注射,注射部位为上臂三角肌(儿童、成人都一样),1 个月后,再打 1 支,6 个月后再打 1 支,共 3 针,此方案称为 0、1、6 方案。一般人群使用 10 μg/支,免疫成功率为 90%以上,高危人群如血液透析患者及职业性与乙肝患者密切接触者,亦可用 20 μg/支。新生儿第 1 针在出生后 24 小时内注射,其余两针与一般人群相同。新生儿的接种部位为大腿前部外侧肌肉内。

## 什么情况下不能接种乙肝疫苗？接种疫苗后有什么接种反应

虽说乙肝疫苗的禁忌证不是很严格，但有下列情况者不能或暂不能接种乙肝疫苗：① 低体重、早产、剖宫产的新生儿；妊娠期、月经期、哺乳期妇女。② 慢性乙肝或慢性乙肝病毒携带者，因为其本身体内已经存在乙肝病毒，接种乙肝疫苗，无预防和治疗效果。③ 现有急性或慢性严重疾病（活动性肝炎、活动性肺结核、肾脏疾病、严重心脏病等）或其痊愈后还不足 2 周的患者，建议推迟接种乙肝疫苗。④ 过敏体质者（如有哮喘、血清病、过敏性荨麻疹）及对青霉素、磺胺、福尔马林等一些药物过敏者禁用乙肝疫苗进行免疫接种。⑤ 神经系统疾病、严重佝偻病、重度营养不良、先天性免疫缺陷的患者及正在应用免疫抑制剂的患者，不宜接种乙肝疫苗。⑥ 对于正在发热或持续发热者，建议待体温恢复正常后再接种较宜。

一般来说，乙肝疫苗接种很少有不良反应。个别人亦有中、低度发热，或注射局部微痛，24 小时内消失。

## 乙肝疫苗接种后何时起效

乙肝疫苗注射全程需要 6 个月，共 3 针，接种第 1 针后 1 个月，大约 30% 的人出现抗体，即部分人开始起部分效果，接种完第 3 针后 1 个月，抗体滴度达到最高峰，换句话说，此时乙肝疫苗在体内肯定起效。所以，接种疫苗 3 针后，应去医院检查效果，如果有乙肝表面抗体（抗 HBs），就可长期获得保护不被传染。

## 接种乙肝疫苗后还会被感染吗

一般情况下，按正规程序接种乙肝疫苗是不会引发乙肝的。但我们也遇到过这样的情况，有少部分人在接种乙肝疫苗后查出乙肝表面抗原（HBsAg）阳性或乙肝核心抗体（抗 HBc）阳性，可能与以下几种因素有关：① 在机体没有产生足够的保护性抗体前不幸感染了乙肝病毒。② 接种前没有进行乙肝病毒学检测，其实已经被乙肝病毒感染，可能在接种疫苗后想检验自己是否以产生保护性抗体，结果发现 HBsAg 阳性，因此误以为是由于接种疫苗导致的。③ 还有的人注射前虽然进行了乙肝病毒学检查，并且乙肝"两对半"示正常，但这也不能完全排除接种前已经感染了乙肝病毒的可能。因为如果检查时正好处于病毒感染的潜伏期（半年左右），则检查结果也可能出现"阴性"。

## 接种乙肝疫苗后还应注意什么

任何疫苗的成功率都不是 100%的，全程接种完乙肝疫苗，就以为永远不会得肝炎，这种想法显得有点片面。因为只有注射疫苗后产生的乙肝表面抗体滴度在 10 IU/L 以上的人，才能起有效的预防作用，而且注射乙肝疫苗后所产生的抗体只能预防乙肝病毒感染，而对甲、丙、丁、戊肝等病毒性肝炎是没有保护作用的。另外，注射疫苗后产生的保护性抗体也不是永久性的，随着时间的推移，保护性抗体会逐渐下降，而且每个接种者接种乙肝疫苗后抗体水平有高有低，持续时间有长有短，所以应在医师指导下再行加强注射。接种乙肝疫苗后并不是都能 100%预防乙肝病毒感染，生活中仍应注意避免与乙肝患者的排泄物、血及分泌物接触。与病毒携带者接触时，也应注意采用公筷、分食等问题。

## 注射一次乙肝疫苗就一劳永逸了吗

一个人注射一次乙肝疫苗后产生的保护性抗体不是永久性的。一般来说，疫苗注射 2 周后抗体就会逐渐产生，打第 1 针乙肝疫苗，大概有约 30%的人产生抗体；第 2 针时，有 60%～70%的人产生抗体；第 3 针时，90%以上的人产生抗体。孩子打完 3 针疫苗以后，应该到医院检查一下，到底产生乙肝表面抗体没有？滴度够不够高？若没产生乙肝表面抗体或者滴度不够，还需要打第 4 针甚至是第 5 针。打疫苗产生的抗体并不能持续终生，一般接种疫苗，注射 3 针后 1 个月 97%的人都可测到表面抗体；第 2 年仍保持在这一水平；第 3 年降到 74%左右，抗体滴度也下降。所以在 3～5岁的时候，应再做一下复查，必要的时候还需要加强接种 1 针到 2 针。

## 接种乙肝疫苗后多长时间需要再接种

对于接种乙肝疫苗后有抗体应答者，产生的保护性抗体效果一般至少可持续 12 年。因此，一般人群不需要进行乙肝表面抗体滴度监测或加强免疫，但对高危人群应进行乙肝表面抗体滴度监测，如乙肝表面抗体滴度低小于

10 IU/L者，应在半年内接种给予加强；抗体滴度大于10 IU/L可在6年内复种。我国多数专家建议免疫后3年内加强1次为好。很多人担心抗体滴度下降会降低保护的作用，实际上，抗体的滴度并不能完全反映保护的程度，作为主动免疫的特点，抗体滴度的下降或消失并不意味着保护的消失，在受到乙肝病毒感染时，免疫的记忆会有效唤起，并增加抗体的滴度。

## 乙肝表面抗原阳性母亲的新生儿在乙肝疫苗全程免疫后应间隔多长时间再做血清学检查

乙肝表面抗原(HBsAg)阳性母亲的新生儿，特别是母亲伴有乙肝e抗原(HBeAg)阳性者，要在1岁和6岁时进行血清学检测，以了解其是否产生了保护性的乙肝表面抗体(抗HBs)。如果没有，要及时进行加强免疫，因为这些孩子受再感染的危险性是HBsAg阴性母亲孩子的10倍，感染后容易变成HBsAg终身携带者。

## 怎样评价乙肝疫苗接种是否免疫成功

一般在接种疫苗第3针后的1～3个月进行血液检测，因为这时乙肝表面抗体滴度体内达到峰值，按照接种后产生的乙肝表面抗体滴度将免疫反应分为以下4类：① 无反应：即注射3针乙肝疫苗后不产生抗HBs。② 弱反应：注射后所产生的抗HBs滴度低于10 IU/L。以上两种情况占5%左右。③ 低反应：注射后产生的抗HBs滴度在10～100 IU/L之间。④ 高反应：注射后产生的抗HBs滴度超过 100 IU/L。

## 注射乙肝疫苗后不产生抗体的原因有哪些

有的人在接种乙肝疫苗后在血液中未检测到乙肝表面抗体产生,可能有以下几种原因:① 检测方法不精确。因条件限制,有的地方检测方法不先进或不灵敏,而检测方法不精确而致结果阴性,实际已产生抗体。② 免疫反应太弱。机体对疫苗的免疫反应太弱,只产生微量的抗体,以至用先进的检测方法仍未能发现表面抗体的踪迹。这时可加大乙肝疫苗的剂量(每次 10 μg),每月注射 1 次,共 3 次。同时,注射乙肝疫苗合用其他免疫刺激药物(遵医嘱)认为可以提高免疫效果。③ 已发生隐匿性感染。有少数患者实际上已感染了乙肝病毒,但其乙肝表面抗原(HBsAg)的量很少,用现有的检测方法查不出来,或者乙肝病毒已经发生变异,与普通试剂不发生反应。已感染了乙肝病毒,但不产生免疫反应而机体呈免疫耐受状态,在这种情况下,再注射乙肝疫苗,也不会产生表面抗体。④ 免疫功能低下、免疫缺陷者。有类似情况的人不易产生抗体,如晚期肾病、器官移植后等。

## 乙肝患者和病毒携带者需要接种疫苗吗

乙肝疫苗对乙肝患者及乙肝病毒携带者都无预防效果,无论打多少支乙肝疫苗,都不会产生相应的保护性抗体。对由于以往感染乙肝病毒而现在已经自然获得有效的保护性抗体者，更没有必要再接种疫苗，不过接种后也不会产生不良反应。如果是急性乙肝患者，经积极治疗后完全治愈并康复，检查乙肝“两对半”表面抗原已阴转，只剩下核心抗体为阳性，而保护性的乙肝病毒表面抗体又始终不能自己产生，在这种情况下，可以注射乙肝疫苗，促使表面抗体产生，使自己以后不再得乙肝。

## 乙肝疫苗能和其他疫苗同时接种吗

我国法定传染病目前共有 37 种，分为甲、乙、丙三类，已有 20 种以上疫苗（菌苗）可以进行人群接种，预防某些传染病。为保护儿童健康发育和成长，我国将严重威胁儿童身体健康的常见病：麻疹、脊髓灰质炎、结核、白喉、百日咳、破伤风、乙型肝炎，共 7 种疾病制成了 5 种疫苗（白喉、百日咳、破伤风 3 种联合为 1 种，即白百破疫苗），并且纳入了计划免疫。乙肝疫苗可以和流感疫苗、卡介苗、白百破、脊髓灰质炎疫苗、流脑疫苗同时接种，但乙肝疫苗最好不要与麻疹疫苗同时接种，目前推荐两种接种方法：先注射麻疹疫苗，28 天后再注射乙肝疫苗；或先注射乙肝疫苗，等乙肝表面抗体产生后再注射麻疹疫苗。

## 甲、乙型肝炎联合疫苗一次注射可同时预防甲、乙型肝炎吗

甲、乙型肝炎联合疫苗（以下简称甲乙肝联合疫苗）是由甲肝灭活疫苗和乙肝基因工程重组疫苗制备而成，能够用于预防甲型肝炎和乙型肝炎，其中甲肝组分可达

到20～25年保护，乙肝组分可达到15年以上的保护。应用甲乙肝联合疫苗不仅可以减少接种次数、减轻接种者痛苦，降低费用，而且会增加免疫接种人群的比例，联合疫苗也是当今疫苗的发展方向。临床研究证实，与单价疫苗相比该联合疫苗具有更好的免疫应答、良好的安全性和耐受性，且产生的抗体滴度也较单价疫苗高。总之，联合疫苗具有良好的疫苗性能，是能够快速同时预防甲、乙肝的最有效方法。

## 甲、乙型肝炎联合疫苗接种对象包括哪些人群？怎样使用

儿童型甲、乙型肝炎联合疫苗适用于1～15岁无免疫力和有感染甲型肝炎和乙型肝炎危险的婴幼儿和少年，不得用于新生儿母婴阻断接种。成人型甲、乙型肝炎联合疫苗适用于无免疫力和有感染甲型肝炎和乙型肝炎危险的成人和16岁以上(包括16岁)青少年。基础免疫：基础免疫标准接种程序为3剂。首剂于选定日期接种1剂疫苗，1个月及6个月后接种第2、3剂疫苗。接种开始后，整个基础免疫接种需使用同一种疫苗。加强免疫：基础免疫后所观察到的乙肝表面抗体(抗HBs)和甲肝病毒抗体(抗HAV)抗体滴度与接种单价甲肝、乙肝疫苗后所观察到的滴度范围相似。多数受试者抗HBs水平可持续5年，抗HAV持续至少10年。因此，可推荐于基础免疫5年后进行联合疫苗的加强接种。高危人群中的抗体水平可以通过定期检查而测定，如抗体滴度低于最低保护水平(10 IU/L)，则需要加强接种。疫苗只能在上臂三角肌肌内注射，在任何情况下不能静脉注射。

## 甲、乙型肝炎联合疫苗注射接种后有哪些不良反应

最常见的为注射部位的反应，包括一过性疼痛、发红和肿胀，偶有硬结。全身不良反应包括发热、头痛、疲乏、恶心、呕吐。这些反应均为一过性轻度反应。联合疫苗不良反应发生率与单价疫苗没有区别。

## 何谓乙肝免疫球蛋白

乙肝免疫球蛋白(HBIG)系用经乙肝疫苗免疫健康人后，采集高效价血浆或血清分离提取制备的免疫球蛋白制剂，抗体效价在 100 IU/L 以上。这种含量的制剂完全可以中和入侵人体的乙肝病毒并将其清除，从而使机体迅速获得被动保护免疫，使新生儿或易感者免受感染。冻干制剂为白色或灰白色疏松体，液体制剂和冻干制剂溶解后，溶液应为接近无色或淡黄色澄明液体，不应有异物、混浊及摇不散的沉淀。

## 哪些人群需注射乙肝免疫球蛋白

对高危人群注射乙肝免疫球蛋白有极其重要的作用，它可以清除游离乙肝病毒，预防和防止感染的进一步扩散。主要用于以下 4 个方面：① 用于母婴阻断；② 用于乙肝预防；③ 意外感染者；④ 免疫功能低下者。

## 乙肝免疫球蛋白在机体内多久发挥作用

疫苗属于抗原类注射后使自身产生抗体,大约需要半月至 20 天的时间,而乙肝免疫球蛋白本身就是抗体,接种到体内就会立即发挥作用,所以,乙肝免疫球蛋白能弥补短期疫苗没产生抗体前的空白期。

## 怎样使用乙肝免疫球蛋白

(1) 乙肝表面抗原(HBsAg)阳性母亲使用:从产前 3 个月起,每月注射 1 针乙型肝炎免疫球蛋白,每次剂量 200～400 IU,注射在上臂外侧三角肌,可阻断乙肝病毒通过胎盘传播。

(2) HBsAg 阳性孕妇所生婴儿使用:国内一般是在新生儿出生 24 小时内注射,剂量 100～200 IU,最好同时注射乙型肝炎疫苗,注射在大腿前外侧。此方法对乙肝母婴传播的阻断效果达 95%。对意外感染者:在意外遇到乙肝病毒感染的危险时,应在 12 小时内(最迟不超过 7 天)注射乙肝免疫球蛋白,按体重注射 8～10 IU/kg,隔月再注射 1 次。同时建议注射乙肝疫苗,其余两针乙肝疫苗可在 1 个月、2 个月接种完毕。成人注射在上臂外侧三角肌。

用于乙肝预防:与乙肝患者或 HBsAg 携带者密切接触者,1 次注射量儿童为 100 IU,成人为 200 IU,必要时可间隔 3～4 周再注射 1 次。

## 乙肝免疫球蛋白有什么不良反应？什么情况下禁忌使用

一般来说，乙肝免疫球蛋白不良反应发生的概率很小，但乙肝免疫球蛋白首先是血制品，不能保证使用的绝对安全。其次可能会导致正在接种的疫苗失效，因为乙肝免疫球蛋白是可以杀死乙肝病毒的抗体，而疫苗作为灭活的抗原物质，一旦它们同时注射到人体，就会使得免疫球蛋白把疫苗的有效成分杀死，使得接种疫苗失效；另外可能会使得体内的乙肝病毒变异，体内的大部分病毒被免疫球蛋白杀死后，一小部分变异的乙肝病毒存活下来并快速复制，使得患者在病毒水平下降一段时间后出现大幅增加的现象；还可能在人体内产生抗原抗体复合物，给治疗带来困难，且对健康有潜在的危险性，特别在肝移植的手术患者身上使用时，有可能会造成人体的排异反应。以下两种情况禁止使用乙肝免疫球蛋白：① 对人免疫球蛋白过敏或有其他严重过敏史者；② 有免疫球蛋白 A(IgA)抗体的选择性 IgA 缺乏者。

## 乙肝患者饮食原则有哪些

乙肝患者除积极保肝抗病毒治疗外，还应注意休息，避免疲劳，同时配合饮食调养。合理的营养也是一项积极的治疗措施，乙肝患者的饮食应注意以下几点：

(1) 高蛋白质饮食：一般应高于健康人。由蛋白质提供的能量占全日总能量的 15%，其中优质蛋白占 50%以上，如奶、蛋、瘦肉、水产品、豆制品等。

(2) 足量维生素：尤其是维生素 C、维生素 A、维生素 E 的供给要丰富，因为这些维生素具有抗氧化作用，可保护肝细胞。

(3) 适量的热量：可以节约蛋白质的消耗，增强体力，促进肝细胞的再生与修复；但热量过高会造成体重增加，导致脂肪肝，故每日热量控制在 8 368～10 460 kJ(2 000～2 500 kcal)。

(4) 适当减少脂肪的供给：要用植物油，禁食动物油脂。

(5) 选用新鲜无污染的绿色食品，慎用食品添加剂，杜绝霉变及各种腐败变质食品。饮食要清淡，易于消化，少量多餐，忌烟酒。

## 肝病患者不宜多吃的食品有哪些

肝炎患者不宜多食用的是罐头食品、油炸及油煎食物、方便面、味精、甜品及腌熏食品。罐头食物中的防腐剂、食物色素等会加重肝脏代谢及解毒功能的负担。油炸、油煎属高脂肪食物，不易消化和吸收，易导致脂肪肝的发生。反复煎炸的食物油中会有致癌物质，对防止肝炎发展为肝癌是不利的。味精是调味品，肝病患者一次用量较多或经常超量服用，可出现短暂头痛、心慌、恶心等症状。各种甜食不宜多吃，糖容易发酵，加重胃肠胀气，易转化为脂肪，加速肝脏对脂肪的贮存，促进脂肪肝的发生。松花蛋含有一定的铅，铅在人体内能取代钙质，经常食用松花蛋会导致钙质缺乏和骨质疏松。

## 补硒对肝脏有好处吗

硒是人体必需的微量元素，既然是微量元素，就是缺它不行，多了也有害。肝脏是个大“硒”库，人体内含硒量最丰富的器官就是肝。研究表明：肝病患者体内普遍缺硒，并且病情越严重，血液中的硒水平越低。临床证实给甲、乙型肝炎患者补硒能够在相对较短的时间内大大改善食欲不振、两脚酸软、睡眠不良、明显乏力、面容灰暗、视力模糊等症状。硒几乎存在于人体所有免疫细胞中，足量硒对维持免疫系统正常是必需的。硒对免疫功能和吞噬功能均有调节作用，硒可以通过调节人体免疫功能阻止病毒入侵。补硒则能使乙肝患者的抗氧化功能迅速恢复，帮助身体清除有害脂质过氧化物，保护肝脏。不同硒化合物的安全性有区别，安全性较高的有机硒（硒蛋氨酸、硒酵母等）产品已广泛地取代了无机硒（亚硒酸钠）。多年来一直寻求比有机硒安全性更高的硒形式，近年纳米硒的出现解决了硒安全性这一世界难题，其活性超过有机硒，而安全性比有机硒进一步提高，是所有硒中最安全的。高效、安全的纳米硒的出现，使高剂量硒防治肝病、抗癌及大剂量干预化疗得以安全实施，硒对疾病的防控效应得到淋漓尽致的发挥。

## 乙肝患者应怎样科学安排作息

乙肝急性期和慢性肝炎活动期，均应减少体力活动消耗，休息是至关重要的。急性期患者宜采取卧床休息，因为卧床时肝脏的血流量明显高于其他体位，充足的血流利于肝细胞的再生和受损肝细胞的恢复。同时，人体在运动时产生的诸如乳酸等大量代谢产物，需经肝脏代谢，势必加重肝脏负担，不利于疾病恢复。慢性乙肝患者只要肝功能正常或接近正常，且经一段时间观察较稳定，自觉症状不明显，就可以参加体育锻炼，循序渐进地增加活动量。适当的活动可促进人体的新陈代谢，并提高机体的免疫力，更有利于减轻疾病对患者造成的心理压力，利于患者康复。此外，过度的静养，身体容易发胖，可能出现脂肪肝，脂肪肝又影响肝功能的恢复。患者应每天保持10小时以上的休息，适当运动，如进行户外散步、日光浴、太极拳等。运动量应逐渐增加，以不疲劳为度。如出现肝区疼痛，容易疲劳，就应该减少运动量，甚至暂停体育运动。但不宜做竞技类体育运动，如快跑、打球、参加体育比赛等，应尽量避免。慢性肝炎患者也不宜做双杠、单杠、举重等运动，因为做这些运动需要屏气用力，会使腹肌过分紧张影响肝脏功能。

## 家中如有肝炎患者应如何隔离和消毒

目前，在病毒性肝炎尚无特效治疗方法的情况下，强调对肝炎患者实行隔离，无疑也是一项重要的预防措施。如果家里出现急性病毒性肝炎患者时，应采取积极防范措施。

（1）确定隔离期：急性甲型和戊型肝炎隔离期为发病后3周。乙型、丙型和丁型肝炎一般不定隔离期，在发病期或血中有病毒复制标记物存在时都应视为有传染性，必须做好消毒隔离。

（2）制定隔离措施：发现患者最好能及时住院隔离治疗。如无条件住院，在家庭中，患者和健康人应做好生活上的隔离，食具、茶具、生活用具应严格分开，做到分床、分被褥，毛巾、牙刷、面盆等单用，并且分餐。注意个人卫生，做到饭前便后用肥皂和流动水洗手。

（3）个人防护：目前甲型和乙型肝炎疫苗的预防效果已较为肯定，家庭中的接触密切者应尽早接种疫苗。接种时间不宜迟于接触患者后 7～14 天。

(4) 消毒：各种生活用具可采取不同的有效消毒方法，如煮沸消毒可用于患者的餐具、茶具、玩具、耐热的物品和小件布料衣物，100℃ 1 分钟就可使甲、乙两型肝炎病毒失去传染性，煮沸 15～20 分钟可杀灭肝炎病毒；如金属、玻璃、陶瓷器、餐茶具、钱及书报可选择蒸气消毒，消毒时间为水沸冒气后 20～30 分钟；不同浓度洗消液可用于家具、浴池、厕所、便盆、桌面、碗筷、蔬菜水果消毒；用 3%漂白粉澄清液可对居室地面、白墙喷洒，关闭门窗 2 小时；对患者呕吐物、分泌物及粪便应用漂白粉消毒后再冲走；污染容器可放在 3%漂白粉澄清液中浸泡 2 小时。

# 挂号费丛书·升级版

## 总书目

1. 专家诊治糖尿病并发症 （内　　科）
2. 专家诊治痛风 （内　　科）
3. 专家诊治血脂异常 （内　　科）
4. 专家诊治过敏性疾病 （内　　科）
5. 专家诊治失眠症 （内　　科）
6. 专家指导高血压治疗用药 （内　　科）
7. 专家诊治冠心病 （心 内 科）
8. 专家诊治高血压病 （心 内 科）
9. 专家诊治心肌梗死 （心 内 科）
10. 专家诊治心律失常 （心 内 科）
11. 专家诊治心脏疾病 （心胸外科）
12. 专家诊治血管疾病 （心胸外科）
13. 专家诊治消化性溃疡 （消 化 科）
14. 专家诊治慢性胃炎 （消 化 科）
15. 专家诊治胃病 （消 化 科）
16. 专家诊治肠道疾病 （消 化 科）
17. 专家诊治脂肪肝 （消 化 科）
18. 专家诊治肝病 （消 化 科）
19. 专家诊治胆囊炎与胆石症 （消 化 科）
20. 专家诊治胰腺疾病 （消 化 科）
21. 专家诊治肥胖症 （内分泌科）
22. 专家诊治甲状腺疾病 （内分泌科）
23. 专家诊治甲状腺功能亢进症 （内分泌科）
24. 专家诊治糖尿病 （内分泌科）
25. 专家诊治更年期综合征 （内分泌科）
26. 专家诊治支气管炎 （呼 吸 科）
27. 专家诊治支气管哮喘 （呼 吸 科）
28. 专家诊治肺炎 （呼 吸 科）
29. 专家诊治肺病 （呼 吸 科）
30. 专家诊治肺结核病 （呼 吸 科）
31. 专家诊治打呼噜与睡眠呼吸障碍（呼 吸 科）
32. 专家诊治中风 （神 经 科）
33. 专家诊治老年期痴呆 （神 经 科）
34. 专家诊治癫痫 （神 经 科）
35. 专家诊治帕金森病 （神 经 科）
36. 专家诊治头痛 （神 经 科）

37. 专家诊治眩晕症 （神经科）

38. 专家诊治肾脏疾病 （肾内科）

39. 专家诊治肾衰竭尿毒症 （肾内科）

40. 专家诊治贫血 （血液科）

41. 专家诊治类风湿关节炎 （风湿科）

42. 专家诊治乙型肝炎 （传染科）

43. 专家诊治下肢血管病 （外科）

44. 专家诊治痔疮 （外科）

45. 专家诊治尿石症 （泌尿外科）

46. 专家诊治前列腺疾病 （泌尿外科）

47. 专家诊治乳腺疾病 （乳腺外科）

48. 专家诊治骨质疏松症 （骨科）

49. 专家诊治颈肩腰腿痛 （骨科）

50. 专家诊治颈椎病 （骨科）

51. 专家诊治腰椎间盘突出症 （骨科）

52. 专家诊治肩周炎 （骨科）

53. 专家诊治子宫肌瘤 （妇科）

54. 专家诊治子宫疾病 （妇科）

55. 专家诊治妇科肿瘤 （妇科）

56. 专家诊治女性生殖道炎症 （妇科）

57. 专家诊治月经失调 （妇科）

58. 专家诊治男科疾病 （男科）

59. 专家诊治中耳炎 （耳鼻喉科）

60. 专家诊治耳鸣耳聋 （耳鼻喉科）

61. 专家诊治白内障 （眼科）

62. 专家诊治青光眼 （眼科）

63. 专家诊治口腔疾病 （口腔科）

64. 专家诊治皮肤病 （皮肤科）

65. 专家诊治皮肤癣与牛皮癣 （皮肤科）

66. 专家诊治“青春痘” （皮肤科）

67. 专家诊治性病 （皮肤科）

68. 专家诊治抑郁症 （心理科）

69. 专家解读化验报告 （检验科）

70. 专家指导合理用药 （药剂科）